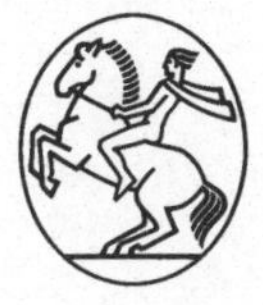

W0263821

Gerhard Deutschmann

Pflege bei Haut- und Geschlechtskrankheiten

Springer-Verlag Wien NewYork

Opfl. Gerhard Deutschmann
Univ.-Klinik für Dermatologie und Venerologie,
Landeskrankenhaus Innsbruck, Österreich

Gedruckt mit Unterstützung von
Hypobank Innsbruck, Fa. Mediscus, Fa. Mölnlycke

Datenkonvertierung: Zehetner Ges.m.b.H., A-2105 Oberrohrbach

Gedruckt auf säurefreiem, chlorfrei gebleichtem Papier – TCF

Mit 11 Abbildungen

Die Deutsche Bibliothek - CIP-Einheitsaufnahme

Deutschmann, Gerhard:
Pflege bei Haut- und Geschlechtskrankheiten / Gerhard
Deutschmann. - Wien ; New York : Springer, 1994
    ISBN-13:978-3-211-82491-7

ISBN-13:978-3-211-82491-7   e-ISBN-13:978-3-7091-9308-2
DOI: 10.1007/978-3-7091-9308-2

Vorwort

Dieses vorliegende Buch gibt einen Überlick über die dermatologisch-pflegerischen Tätigkeiten für das Pflegepersonal. Mit Hilfe einer Arbeitsgruppe von Dipl.-Schwestern und Sanitätshilfsdienste – wofür ich mich für die Zusammenarbeit herzlich bedanke – habe ich dieses Buch zusammengestellt.

Mein Anliegen und Ziel war stets: aktive Arbeit im Pflegebereich zu leisten, das heißt: Verbesserung der Verbandstechniken, individueller Einsatz verschiedener Verbandsstoffe, sowie durch neue Erkenntnisse die klassischen Behandlungsmethoden und die dermatologische Pflege auf dem neuesten Stand zu halten.

Dieses Buch ist also eine Bestandsaufnahme unseres Aufgabenbereiches, andererseits soll es Schwestern, Pflegern und Schülern dermatologische Pflege näherbringen.

Besonders zu erwähnen wäre das Kapitel Dekubitusprophylaxe und Therapie, das aus eigenen Erfahrungswerten der Klinik resultiert und bereits seit Jahren erfolgreiche Methoden beinhaltet, die sich auch zur vollsten Zufriedenheit etabliert haben.

Ein besonderer Dank gilt der Abt. Sr. Andrea Steinacher und dem Leiter der Station 5 (AIDS-Station), Herrn Doz. Dr. Robert Zangerle, die das Kapitel „Aids" verfaßt und zur Verfügung gestellt haben.

Bedanken möchte ich mich auch bei Herrn Prof. Fritsch für die Unterstützung sowie bei Frau Dr. Unterkircher für die Durchsicht und Beratung. Nicht zu vergessen, ein herzliches Danke den beiden Sekretärinnen Frau Angelika Hansel und Frau Gabi Pranger für die mühevolle Schreibarbeit.

Innsbruck, Ende 1993   Gerhard Deutschmann

Inhaltsverzeichnis

Einleitung

Um ganzheitliche, individuelle Pflege bemüht sich der Pflegeberuf schon seit vielen Jahren. Dabei geht es um die Erfassung von physischen und psychischen Bedürfnissen des Patienten, pflegerischen Maßnahmen sowie ärztlicher Anordnungen, die anhand einer Pflegedokumentation aufgezeichnet werden. Somit stehen Aufnahmedaten und laufende Informationen des einzelnen Patienten jeder Pflegeperson zur Verfügung, was in der Folge individuelle Betreuung gewährleistet. Wie andere Berufe, so hat sich auch der Pflegeberuf fortzubilden: sei es die Pflegequalität anzuheben, Besuch von Fachkursen, Weiterbildung in der Pflegedokumentation sowie die Aneignung von medizinischem Fachwissen. Es ist nicht ausreichend, sich nur auf langjährige Erfahrung zu stützen, wie vielfach angenommen wird.

Der hautkranke Patient bedarf einer besonderen und oft sehr aufwendigen Pflege. Hiermit meine ich pflegerische Maßnahmen, die fast ausschließlich die Durchführung bzw. Anwendungsmethoden der lokalen Therapie betreffen. So hat das Pflegepersonal einer Hautabteilung diesbezüglich folgenden Aufgabenbereich: Auftragen von Lösungen, Cremen, Salben usw. sowie Anlegen von Gesichts-, Hand- und Körperverbänden, weiters die Durchführung verschiedener Wund- und Kompressionsverbände bis hin zu speziellen dermatologischen Verbänden (z. B.: Okklusivverbände).

Voraussetzung hierfür ist einerseits ein medizinisch-dermatologisches Grundwissen und andererseits die Kenntnis über Wirkung, Zusammensetzung und Anwendungsmethoden verschiedenster Lokaltherapeutika sowie die Beherrschung der Verbandstechnik. Die Vielzahl der Verbandsstoffe ist natürlich auch dem Zweck entsprechend und wirtschaftlich anzuwenden. Diese sollen auch individuell dem

Patienten angepaßt werden und muß verbandstechnischen Grundlagen unterliegen. Auch das Auftragen von verschiedenen Salben, Cremen usw. bedarf einer bestimmten Regel und Sorgfalt.

So hat sich eine *dermatologische Schwester/Pfleger* mit der Pflege von Hauterkrankungen (speziell verbandstechnisch) eingehend zu befassen, da dies doch letztlich für den *Therapieerfolg mitentscheidend* ist.

1. Grundlagen der dermatologischen Behandlung

Bei einem Teil der Hautkrankheiten kann man mit einer reinen Lokaltherapie eine Abheilung erreichen, während bei anderen zusätzlich eine systemische Behandlung erforderlich ist. Die Wirkung eines innerlich verabreichten Medikamentes kann für den Gesamtorganismus belastend oder auf die Dauer auch schädlich sein, während die äußerliche Behandlung andere Organe in ihrer Funktion weniger beeinträchtigt.

Zur Lokalbehandlung werden verschiedene Medikamente in unterschiedlichen Zubereitungsformen angewandt: Lösungen, Cremen, Salben usw.

Wir unterscheiden hierbei die sogenannte *Grundlage,* den *Wirkstoff* und *Zusatzstoffe* (Farbstoffe, Konservierungsmittel u. ä.).

Die Grundlagen können sowohl als Träger für den Wirkstoff dienen als auch selbst eine gewisse Wirkung, wie Entzündungshemmung oder Abdeckung, ausüben.

2. Lokaltherapeutika

Zur äußerlichen Behandlung braucht man, wie schon erwähnt, Applikationsmittel in unterschiedlicher Form.

Applikationsmittel sind Trägersubstanzen für chemisch wirksame Medikamente, die die Aufnahme durch die erkrankte Haut möglich machen. Gleichzeitig können sie auf Grund ihrer physikalisch-mechanischen Eigenschaften, unabhängig von den Zusatzstoffen, eine heilende Wirkung entfalten.

2.1 Zubereitung von Lokaltherapeutika

Ausgehend von den drei Aggregatzuständen: flüssig, fett, fest (3F), werden aus Flüssigkeit, Fett und Puder in unterschiedlichen Mischungen (s. Abb. 1) folgende Applikationsmittel hergestellt:

1. LÖSUNGEN
2. CREMEN
3. SALBEN
4. SCHÜTTELMIXTUR
5. PASTEN
6. PUDER

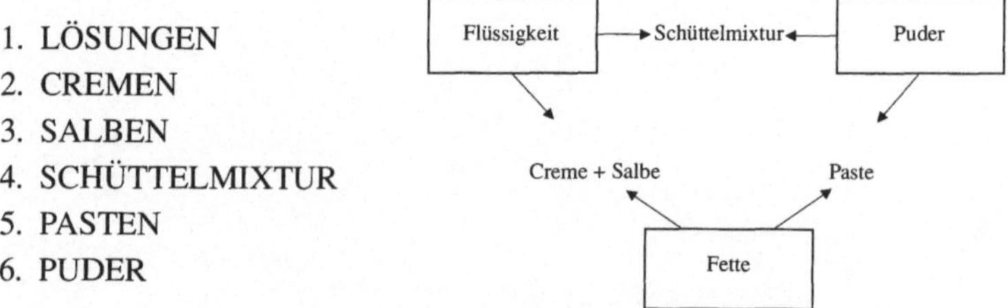

Abb. 1. Grundlagen und verschiedene Mischungsvarianten

2.2 Arten

2.2.1 Lösungen, Tinkturen, Öle

a) *Lösungen:* sind in Wasser gelöste Wirkstoffe, z. B. NaCl, verschiedene Tees (Kamille, Eichenrinde) usw.

b) *Tinkturen:* sind alkoholische Lösungen, z. B. Jodtinktur, Corticoidtinkturen usw.

c) *Öle:* sind Trägersubstanzen für Zusatzstoffe wie z. B. Salicylsäure, Ichthyol, Teer usw.

Für die Zubereitung von Cremen und Salben sind Fette notwendig. Nach ihrer Herkunft unterscheiden wir:

a) *pflanzliche Fette* (z. B. Kakaobutter)

b) *tierische Fette* (z. B. Schweineschmalz, Wollfett der Schafe [Lanolin], Walrat)

c) *mineralische Fette* (z. B. Paraffin, Vaseline)

d) *Wachse*

2.2.2 Cremen

Cremen sind mit *Wasser* vermischte *Öle* oder *Fette* (Öl- in Wasseremulsion). Je nach ihrem Wasseranteil und der Konsistenz ist die richtige Bezeichnung: Creme, Emulsion, Milch oder Lotion; es überwiegt also der Wasseranteil.

2.2.3 Salben

Bei der Herstellung von Salben ist das Mischungsverhältnis *mehr Fett als Wasser* (also Wasser- in Öl bzw. Fettemulsion). Fettsalben enthalten kein Wasser.

2.2.4 Schüttelmixtur

Schüttelmixtur ist eine Mischung aus *Puder* und *Flüssigkeit* (Wasser oder Alkohol). Diese Mischung ist nicht stabil, das heißt Puderteilchen sinken nach unten ab, so daß vor jeder Anwendung die Mixtur durchgeschüttelt werden muß.

2.2.5 Paste

Paste ist eine Mischung aus *Fettsalbe* (meist Vaseline) und *Puder.* Verwendet man Öl statt Vaseline, so erhält man eine weiche, geschmeidige Paste (z. B.: weiche Zinkpaste).

2.2.6 Puder

Dermatologischer Puder besteht aus einer Mischung von *Talk-* und *Zinkoxyd.* Dem Puder können Medikamente, wie Antibiotika, zugesetzt werden.

2.3 Wirkstoffe in Lokaltherapeutika

Wie wir wissen, gibt es *differente* oder *indifferente* Lokaltherapeutika. Differente enthalten gegenüber indifferenten verschiedene Wirkstoffe, wie zum Beispiel:
- *Salicylsäure:* Konzentrationen von 1- bis 20%ig (keratolytisch)
- *Teerpräparate:* juckreizstillend, entzündungshemmend
- *Cignolin*® (teerähnlich)
- *Antiseptisch wirkende Mittel:* Rivanol®, Betaisodona® usw.
- *Antibiotika* (z. B.: Baneocin®)
- *Antimykotika* (z. B.: Canesten®)
- *Ätzmittel:* Podophyllin®, Trichlor-Essigsäure, Silbernitrat
- *Corticosteroide*

2.4 Was ist bei der Anwendung von Lokaltherapeutika zu beachten?

Die *Wirkstoffe,* die auf die Haut aufgebracht werden sollen, können im allgemeinen *nicht rein* verwendet werden, sondern müssen bestimmten Grundstoffen zugefügt werden, einmal, um sie in ihrer richtigen Konzentration anwenden zu können, zum anderen, um ihre Aufnahme durch die Haut sicherzustellen. So braucht eine akut entzündete, nässende Haut andere Applikationsmittel als eine trockene, schuppende Haut. Die richtige Wahl des Applikationsmittels ist ebenso wichtig wie die Wahl des zugefügten Wirkstoffes. Damit Wirkstoffe in tiefere Hautschichten eindringen können, muß darauf geachtet werden, das richtige Applikationsmittel (Zusammensetzung) anzuwenden. Dies wird bezeichnet als „phasengerechte Behandlung" und ist auf sämtliche Dermatosen anwendbar.

So wirken zum Beispiel:

Lösungen, Cremen, Pasten: oberflächlich

Salben, Fettsalben: tiefer

Der Grund dafür ist: Eine mehr oder weniger starke *Behinderung* der *Flüssigkeitsabgabe der Haut* bestimmt den *Grad der Tiefenwirkung.* Das heißt: Salben (Fettsalben) bilden einen stark abdichtenden Schutzfilm, die Verdunstung ist kaum möglich, die Hornschichte (Epidermis) wird durchlässig (mazeriert), dadurch können Wirksubstanzen in tiefere Hautschichten eindringen. Durch Anlegen eines Okklusivverbandes (luftundurchlässige Folie) kann die Resorption der Wirkstoffe noch um Vielfaches gesteigert werden. Natürlich ist die Wahl des Applikationsmittels selbstverständlich von der Diagnose und dem Hautzustand abhängig. Ein falsch eingesetztes Applikationsmittel kann dazu führen, daß der richtig eingesetzte Wirkstoff nicht nur unwirksam bleibt, sondern unter Umständen sich der gesamte Prozeß verschlimmert.

Beispiel: Auftragen einer Fettsalbe statt einer Creme bei akuter lokaler Verbrennung;

Folge: Wärmestau, Infektionsgefahr, Zerstörung bestehender Hautinseln, schlechte Wundheilung.

Als wichtiger Punkt ist noch anzuführen: Das Pflegepersonal soll sich beim Gebrauch bzw. Auftragen von differenten Lokaltherapeutika (z. B.: Cortisonmischungen) schützen.

Darum sind unbedingt Einmalhandschuhe zu verwenden!

Auch bei Auftragen von *indifferenten* Lokaltherapeutika hat es sich als günstig erwiesen, Handschuhe zu tragen, da das Waschen zwischen den einzelnen Behandlungen entfällt.

3. Methoden zur Entfernung von Krankheitsauflagerungen

Unter Krankheitsauflagerungen versteht man: Schuppen, Krusten, Hornschichten u. ä., die vor der lokalen Behandlung zu entfernen sind.

Abhängig von der Diagnose und Ausmaß der Erkrankung sind die folgenden Methoden anzuwenden:

3.1 Reinigungsbäder (Voll- oder Teilbäder)

Ein Bad bietet die schonendste Möglichkeit, um Schmutz, Schweiß, Krusten, Salbenreste von der erkrankten Haut zu entfernen.

Wassertemperatur: individuell dem Patienten anpassen, maximal 36 Grad.

Badedauer: maximal 15–20 Minuten.

Badezusätze:

a) *Kleie (Töpferkleie-Hautbad):* Geeignet zur reizlosen Hautreinigung (Neurodermitis).

   Zubereitung: siehe Gebrauchsanleitung.

b) *Alkalifreie Mittel (z. B.: Eubos®, Sebopona®, pH-5 Eucerin-Waschlotio®):* Diese alkalifreien Seifen sind zur schonenden Reinigung der Haut bestens geeignet. Sie sind sowohl als Badezusatz, zum Duschen sowie zur täglichen Körperreinigung anwendbar.

   Der Vorteil dieser neutralen Mittel besteht darin, daß der Säureschutzmantel der Haut erhalten bleibt und es dadurch nicht so zur

Austrocknung der Haut kommt, wie bei handelsüblichen kosmetischen Seifen.

Anwendung: siehe Beipackzettel.

c) *Medizinische Schmierseife:* Schmierseifenbäder bewirken ein Aufweichen verdickter Hornmassen und unterstützen die Schuppenablösung (z. B.: bei Hand- und Fußkeratosen, Hühneraugen usw.).

Zubereitung der Bäder:
$^{1}/_{8}$–$^{1}/_{4}$ l Schmierseife bei Vollbad

Reinigung der Haare und Kopfhaut
Neutrale Shampoos: (z. B. Eubos®, Sebopona®, pH-5 Eucerin-Waschlotio®)
Reizlose Reinigung des Haarbodens.
Medizinische Shampoos: (Hegor®, Vosene®, Selsun®)
Schuppenlösende Wirkung; diese sind nur nach Anordnung anzuwenden.

3.2 Öle

Zur Ablösung starker Kopfschuppen *(Psoriasis)* kommt die sogenannte „*Ölhaube*" zur Anwendung. Es wird entweder Oliven- oder Salicylöl aufgetragen (abhängig vom Lokalbefund).

Methode:
Wenn der Patient einverstanden ist, die Haare schneiden.
- Haare scheiteln
- Öl dick auftragen, gut einmassieren (wenn möglich, Öl nicht in die Haare schmieren)
- Kopf mit *Okklusionsfolie* wie eine Badehaube abdecken und abkleben mit *Tesa-Krepp*® (durch die Dehnbarkeit des Pflasters kann auch zirkulär gewickelt werden)
- darüber *Schlauchverband,* evtl. Fixation unter dem Kinn
  Die Ölhaube wird meist über Nacht angelegt (ca. 12 Stunden).

Nach Entfernung der Haube ist der Kopf mit einem schuppenlösenden Shampoo zu waschen.

3.3 Salben

Zur Aufweichung von starken, meist chronisch bestehenden Hornmassen (Hand- und Fußkeratosen) werden keratolytische Salben (Diachylon-Salicyl) mittels eines Verbandes appliziert.

Methode:
- Salbe auf Leinentuch messerrückendick mit Holzspatel auftragen
- bestrichenes Tuch auf die erkrankte Hautstelle auflegen
- Fixation mit einer Mullbinde
  Nach wiederholter Anwendung kommt es zur Aufweichung bzw. Ablösung dieser Auflagerungen.

4. Äußerliche Behandlung von Hauterkrankungen

Lokaltherapeutika (Externa):
Welche sind vielfach in Verwendung?
Wie sind sie anzuwenden? (richtige Handhabung, dermatologische Verbandstechniken)
Worauf ist zu achten? (Konzentrationen usw.)

4.1 Lösungen

Einige Beispiele von Wirkstoffen, die in Wasser gelöst werden:

4.1.1. Borwasser

Borwasser darf nicht mehr angewendet werden, es besteht ein Abgabeverbot für Borwasser 3%ig, Borsalbe ab 1. Jänner 1992.

Gemäß der Verordnung vom BM für Gesundheit, Sport und Konsumentenschutz, BGBl. Nr. 232, darf Borsäure für Umschläge und Spülungen nicht mehr angewendet werden (geringe antiseptische Wirkung, Toxizität). Geeignete Mittel z. B. Wasserstoffperoxyd 3%ig; für Umschläge Alkohol 30%ig, als Desinfektionsmittel Betaisodona®- oder Braunollösung® oder ev. Octenosept®).

4.1.2. Kochsalzlösungen – NaCl

Konzentrationen: physiologisch 0,9%, hyperton 2% – 5% und 10%.

Wirkung und Anwendungsbereiche: zur Reinigung von fibrinbelegten schmierigen Wunden; z. B. Ulcus cruris, Dekubitus usw.

Material: Mulltupfer, Mullbinden.

Methode: NaCl-getränkte Mullbauschen auf die Wunde auflegen, Fixierung mit Mullbinden.

Wichtig: Umgebende Haut ist bei längerer Therapie mit Zinkpaste oder Vaseline abzudecken. Mulltupfer sind über 24 Stunden zu befeuchten (die gesunde Haut ist vor Mazerierung zu schützen). *Bauschen sind zweimal täglich zu wechseln,* sie dürfen nicht austrocknen. Eine trockene Mullauflage verklebt mit der Wunde und führt neuerlich zur Belagsbildung; bei bettlägrigen Patienten wird ein wasserdichtes Schutzlaken untergelegt (z. B. Erotex®).

4.1.3 Wasserstoffperoxyd (H_2O_2)

Von der Apotheke sind Literflaschen in den Konzentrationen 1- bis 3%ig anzufordern.

Wirkung und Anwendungsbereiche: Eignet sich am besten zur Reinigung von frischen Wunden.

Methode: H_2O_2 auf Wunde aufgießen und mit Mulltupfer vorsichtig abreinigen.

4.1.4 Antiseptika (Desinfizientia)

Fertige Gebrauchslösungen in Literflaschen über die Apotheke anfordern. Chloramin®, Cetaphlon®, Zephirol®, Rivanol® (1‰), Betaisodona®- oder Braunol®-Lösung.

Wirkung und Anwendungsbereiche: Antiseptisch; zur Haut- und Wunddesinfektion (z. B. *Ulcus cruris,* Dekubitus usw.).

Material: Mulltupfer.

Methode: gleich wie NaCl-Bauschen.

Wichtig: Diese Flüssigkeiten sind *pur* in diesen Konzentrationen anzuwenden, die weitere Verdünnung, also die Zugabe der fertigen Lösungen in Bäder ist nicht möglich. *Kein therapeutischer Effekt!*

4.1.5 Tinkturen

Tinkturen haben eine alkoholische Grundlage, wobei der Alkohol nur als Lösungsmittel für das aufzutragende Medikament verwendet wird. Der Alkohol verdunstet schnell und läßt das Medikament als feinen Film auf der Haut zurück.

Färbige Tinkturen (Pyoctanin®, Trypaflavin®, Mercurochrom® usw.) sind aus kosmetischen Gründen sowie wegen ihrer toxischen, ätzenden Wirkung weitgehend aus der Therapie verschwunden. Zusätzlich können diese Farbzusätze eine Dermatose verfälschen, was in der Folge die Beurteilung des Hautzustandes erschwert. Weiters kommt es bei diesen Farbstoffen zu Verschmutzungen der Wäsche, die teilweise nicht mehr auswaschbar sind. Wegen dieser Gründe sind diese Tinkturen an unserer Klinik seit Jahren nicht mehr in Gebrauch.

Beispiele von Tinkturen, die dermatologisch angewendet werden: Airol®, Betnovate crinale®, Erythrocin®-Spiritus usw.

Anwendung: Tinkturen haben einen kühlenden und zugleich antiseptischen Effekt. Vereinzelte kleine Hautdefekte betupft man mit einem Wattestäbchen.

Achtung! **Gebrauchte Stäbchen nicht ein zweites Mal in die Lösung eintauchen!**

Großflächiges Auftragen geschieht mit einem Einmalhandschuh. Es ist nicht zweckmäßig, Mulltupfer oder ähnliches zu verwenden, da diese nur die Flüssigkeit aufsaugen. Bei dieser Art der offenen Behandlung ist auch kein weiterer Schutzverband notwendig.

4.1.6 Öle

Beispiele: Thiotal, Salicyl-Öl, Teer usw.

Öle sind fast ausschließlich nur bei stationären Patienten in Verwendung, da diese die Wäsche stark verschmutzen.

Beschreibung einer Skabiestherapie mit Thiotal® – stationäre Thiotal®-Kur.

Methode: Nach vorhergehender Reinigung des gesamten Körpers (Schmierseifenbad) wird Thiotal® zweimal täglich aufgetragen.

– Die Kur dauert drei Tage, wobei der Patient sich in dieser Zeit nicht waschen oder baden darf; die Bettwäsche sowie Nachthemd und Hose sind ebenfalls nicht zu wechseln – die Kleider sind gründlich zu lüften, evtl. zu desinfizieren (Spray).

– Die Leib- und Unterwäsche muß gewaschen werden (wenn möglich sollen Angehörige frische Wäsche besorgen).

4.2 Cremen (Emulsionen, Lotionen)

Allgemeines: Es handelt sich hier um Externa mit einem erhöhten Wassergehalt. Durch die Wasserbeimengung, die ein Abdunsten der Haut erlaubt, erreicht man zusätzlich zur *Fettwirkung* einen *Kühleffekt* (Entzug der Verdunstungswärme).

Gleichzeitig wird das von der Haut produzierte Exsudat in die Creme aufgenommen, was die Bildung von Krusten verhindert.

Nach dem Grundsatz: je nässender eine Hautläsion ist, desto mehr muß der Flüssigkeitsanteil des Applikationsmittels überwiegen.

Anwendungsbereiche: Bei subakuten-entzündlichen Dermatosen.

Bis auf wenige Ausnahmen (z. B.: fettfeuchte Verbände) ist bei diesen Externa kein Deckverband anzulegen.

Fettfeuchte Verbände:

Anwendungsbereiche: Akute Dermatosen (Erysipel, Kontaktdermatitiden, Insektenstiche usw.).

Material: Leinentücher, Mull, Mullbinden, Holzspatel und Schlauchverband.

Durchführung: z. B. Lokaltherapie eines Erysipels am Unterschenkel mit fett-feuchtem Verband

– nach Größe der Extremität passendes Leinentuch herrichten

– dies ist mit Leitungswasser gut zu durchfeuchten

- Tuch auflegen; Creme (meist indifferent) mit Holzspatel messerrückendick auftragen (nicht bestrichene Ränder sind abzureißen)
- bestrichenes Tuch auf erkrankte Stelle auflegen
- darüber Mullauflage (3- bis 4lagig), die ebenfalls gut anzufeuchten
  ist (bei Gelenk Tuch einreißen)
- zirkulär mit Mullbinde locker verbinden; darüber Schlauchverband
- Bein hochlagern (Mayopolster); Patient muß Bettruhe einhalten, bis
  die akute Entzündung abgeklungen ist

Wichtig: Der Verband soll kontinuierlich feucht bleiben (sonst
kommt es zur gegensätzlichen Wirkung – Wärmestau)!

- der Verband ist unbedingt zweimal täglich zu erneuern, ein Aufgießen von kaltem Wasser empfinden die Patienten als sehr wohl-
  tuend
- Bettzeug durch entsprechende Unterlage schützen
- ist das Bein des Patienten sehr druckempfindlich (Gewicht der
  Decke), so wird ein Deckenträger eingeschoben

Mayoverband:
Ist derselbe vorhin beschriebene fettfeuchte Verband mit zusätzlicher
Watteauflage (Mayo-Klinik).
Anwendungsbereiche: Ganzkörperverbände bei Neurodermitikern.
Material: Klinkwäsche-Hemd und Hose, Mullbinden, Verbandwat-
te, Netzschläuche.
Methode:
- Patient von oben bis unten (außer Gesicht) mit Creme einschmieren
- Hemd und Hose mit Wasser gut anfeuchten und dem Patienten
  anziehen
- mit Verbandwatte den Patienten einwickeln, Fixieren mit Mullbin-
  den und Netzschläuchen (Raucolast®)
- der Verband ist eventuell zweimal täglich zu erneuern

4.3 Salben

Allgemeines: Viele Salben enthalten als Grundstoff Vaseline (Destillationsprodukt von Braunkohle und Erdöl). Gelegentlich enthalten Salben auch Schafwollfett, das als Lanolin bekannt ist.

Wirkungsweise: Salben beheben Trockenheit und Sprödigkeit der Epidermis. Sollen Medikamente in tiefere Hautschichten eindringen, muß man ihnen eine fettige Grundlage beimischen. *Je fetter eine Salbe ist, desto größer ist ihre Tiefenwirkung.*

Salben bilden einen abdichtenden Schutzfilm auf der Haut, so daß eine Abdunstung kaum möglich ist (z. B. Kontraindikation: nässendes Ekzem, Verbrennungen). Es kommt auch zu Überwärmung der Haut; Entzündungszeichen und Juckreiz nehmen zu.

Wichtig: Das Pflegepersonal hat also auf die Bezeichnung Salbe oder Creme unbedingt zu achten!

Anwendungsbereiche:
- trockene, schuppende Dermatosen
- chronische Ekzeme
- spröde, rissige Haut

Salben werden vielfach mittels eines Verbandes appliziert, um ein Verschmieren auf die gesunde Haut bzw. Kleidung zu vermeiden. Voraussetzung für gutsitzende Verbände – die Palette erstreckt sich von Finger- bis Ganzkörperverbänden – ist eine gekonnte Verbandstechnik, die viel Übung und Geschicklichkeit erfordert.

4.3.1 Salbenverbände

4.3.1.1 Fingerverband

Methode:
- Finger mit Salbe gut einschmieren (befallene Herde)
- Salbe auf Leinentuch messerrückendick auftragen
- bestrichenes Tuch auf Fingergröße zuschneiden (reißen) und anpassen
- *Hand in Pronationsstellung;* mit schmaler Mullbinde (5 cm) beginnend mit Kreistour am Handgelenk einwickeln der einzelnen Fin-

ger, wobei nach jedem Finger die Bindentour am Handgelenk abzuschließen ist

– darüber Zwirnhandschuhe (besserer Halt)

4.3.1.2 Fußverband

Methode: Ähnlich wie Fingerverband.

Zur Fixation der Mullbinden bei allen Salben – oder ähnlichen Verbänden (Extremitäten, Kopf, Thorax) – bewähren sich nach wie vor die Schlauch- oder Netzverbände.

4.4 Schüttelmixtur (Trockenpinselung)

Allgemeines: Unter Schüttelmixtur versteht man in Lösungsmittel, vor allem Wasser, suspendierte Puder. Ein Zusatz von Alkohol läßt die Mixtur schneller austrocknen.

Der Vorteil der Schüttelmixtur gegenüber einem Puder liegt in der besseren Haftung auf der Hautoberfläche; nach Verdunsten der Flüssigkeit bleibt eine gleichmäßige Puderschicht zurück. Eine besondere Bedeutung der Trockenpinselung wäre bei Überempfindlichkeit gegen Fett gegeben.

Anwendungsbereiche: akute Hauterkrankungen (Sonnenbrand, akute Ekzeme o. ä.).

Anwendung: Aufgetragen wird die Schüttelmixtur mit Einmal-Handschuhen oder evtl. mit einem Mulltupfer.

Beachte: Keinen Wattebauschen verwenden – die Flüssigkeit wird aufgesaugt, und der Puder wird bröckelig!

Bei mehrmaliger Anwendung: alte Pinselung belassen und neue auftragen; endgültige Entfernung mit warmem Wasser (Bad). Kopfhaut nicht einpinseln.

4.5 Puder

Allgemeines: Puder hat keinen kühlenden Effekt. Puder nimmt Wasser auf und wirken deshalb austrocknend. Puder besteht meist aus Talkum und Zinkoxyd.

In der Medizin sind Puder heute fast ausschließlich Träger von Chemotherapeutika (Antimykotika, Antibiotika).

Anwendungsbereiche speziell in der Dermatologie:
Herpes zoster (Puder-Watte-Verband)
Erfrierungen (trockener Verband)
Arterielle Durchblutungsstörungen usw.

Technik des Puder-Watte-Verbandes
Prinzip:
– Watte hält warm (Neuritis)
– Puder bewirkt Eintrocknung der Bläschen
Methode:
– je nach Größe der befallenen Region *Wattestreifen* in *Schlauchmull* (keine Mulltupfer verwenden – reizt die Haut) einpacken
– Puder (meist indifferent) mit Streudose dick auftragen
– darüber Netzschlauch oder elastischer Schlauchmull (Tubifast® o. ä.)
Trockener Verband bei Erfrierungen:
– Puder auf Wattebauschen aufstreuen
– lockere Fixation mit einer Mullbinde

4.6 Paste

Pasten sind Mischungen aus Salben und Puder. Die bekanntesten Pasten sind die weiche und harte *Zinkpaste.*

Anwendungsbereiche: bei *Ulcus cruris,* Dekubitus o. ä.; zum Abdecken der Wundränder.

Kontraindikationen: auf nässende Wunden.

5. Der Okklusivverband

Zu den klassischen Behandlungsmethoden in der Dermatologie gehört unter anderem der Okklusivverband. Bei dieser Behandlungsform handelt es sich um einen *luftdichten Folienverband*. Dieser verstärkt durch das Feuchte-Kammer-Milieu die Wirkung einer äußerlichen Therapie um ein Vielfaches. Zusätzlich verhindert die Plastikfolie das Abreiben der auf der Haut aufgetragenen Arzneimittel oder das Aufsaugen durch das Verbandsmaterial (Dochtwirkung).

Die Auswahl des Folienmaterials ist für den therapeutischen Erfolg eine entscheidende Voraussetzung: Einerseits muß die *Folie reißfest* sein, so daß sie der mechanischen Beanspruchung standhält, andererseits kommt es darauf an, daß die *Folie sehr dünn* sein soll.

Der Okklusivverband bewirkt durch den wasserdampfdichten Abschluß der Haut eine Quellung der Hornschicht, die die perkutane Absorption des Wirkstoffes um ein Vielfaches erhöht. Dies ist der therapeutisch wesentliche Moment.

Zusätzlich *unterbindet* der Verband den *Wärmeverlust*, was oft einen unerwünschten *Wärmestau* entstehen läßt. Es kann dazu führen, daß der Patient die Unterbindung der Temperaturregelung als äußerst unangenehm empfindet. Daher ist die *individuelle Liegedauer* des Folienverbandes ein wichtiger Punkt für eine erfolgreiche Behandlung.

Zu bemerken wäre, daß der Verband auch ohne zusätzliches Medikament eine gewisse therapeutische Wirkung ausübt.

5.1 Grundregeln des Okklusivverbandes

5.1.1 Liegedauer des Okklusivverbandes

Die Liegedauer des Verbandes erstreckt sich bis maximal *24 Stunden*.

Beachte: Ein Entfernen des Verbandes unter 12 Stunden ist nicht sinnvoll und gewährleistet nicht den gewünschten Effekt bzw. Therapieerfolg. Ein Grund zur vorzeitigen Entfernung des Verbandes ist dann angezeigt, wenn der Patient ein Unbehagen, Hitzegefühl oder Juckreiz verspürt.

Diese Erscheinungen sind aber nicht auf die Liegedauer zurückzuführen, sondern auf die Vermehrung bzw. Aktivität der Keimflora der Haut, bedingt durch Okklusion. Der Patient ist darauf hinzuweisen und zu informieren.

5.1.2 Altersgruppen

– Säuglinge sind von der Okklusivverbandstechnik auszunehmen
– Bei Kleinkindern werden die Verbände tageweise alternierend angelegt, das heißt, man legt von Tag zu Tag verschiedene Teilverbände an (nie Ganzkörperverband – Hitzestau möglich)

5.1.3 Reinigungsbad

Vor Anlage des Folienverbandes empfiehlt sich ein *Reinigungsbad,* je nach Hautzustand mit entfettenden oder rückfettenden Zusätzen. Neben einer allgemeinen Hautreinigung wird damit auch die Entfernung der vorher angewandten Externa sowie der Krusten und Schuppen erreicht. Vor Anlegen des Verbandes soll die Haut trocken sein.

5.1.4 Material

– Folienbinden
– Tesa-Krepp®

5.1.5 Wickeltechnik

Bei Anlegen des Verbandes kommt es auf den richtigen Sitz – *nicht zu locker, nicht zu fest* – an. Man erreicht dies, indem man von der Rolle eine handliche Länge abrollt, bevor man die Bahnen um den Körper oder die Extremitäten legt.

Arme und Beine sind in leicht angewinkelter Stellung zu umwikkeln, damit die Beweglichkeit der Gelenke erhalten bleibt.

Bei *falscher Handhabung* kommt es zu *Schnürfurchen* und zum *Einreißen* der *Folie.*

In ähnlicher Form ist die *Fixierung mit Tesa-Krepp®*. Man wickelt eine Tour von der Rolle ab, ehe man durch Umlegen des Tesa-Krepp Streifens eine gute Okklusion des Folienverbandes herstellt.

Über den Folienverband ist nur ein *Schlauchverband* zu stülpen. Es ist also *kein zusätzlicher Mullverband* notwendig (Wärmestau). Bewährt haben sich hierfür die elastischen Schlauchmullverbände (Tubifast®), die in allen Größen erhältlich sind.

5.1.6 Hautfalten

Grundsätzlich erübrigt sich eine Okklusionsverbandstechnik bei intertriginösen Krankheitsherden.

Es empfiehlt sich bei *Haut-auf-Haut-Situation* (Brust, Leiste) die *Einlage* eines *Leinentuches,* um die gegenseitige Berührung erkrankter Flächen zu unterbinden.

5.1.7 Okklusivverband bei Einzelherden

Bei einzelnen Krankheitsherden wird fast ausschließlich nur das befallene Hautareal mit einer *Klebefolie* (z. B. Barrier-Flex®) bedeckt. Dabei ist zu beachten, daß genügend Klebefläche vorhanden ist.

Zum Beispiel bei der Therapie von Keratosen im Stirnbereich darf die Folie nicht auf die Haare geklebt werden, es entsteht dadurch keine Okklusion, und der Therapieerfolg bleibt aus.

Okklusivverbände mit Klebefolie sind im Gesichtsbereich üblich, um dem Patienten einen aufwendigen Verband zu ersparen.

Wie schon erwähnt, ist unbedingt darauf zu achten, daß die Folie am Rand gut haftet, so daß ein Ausrinnen der Externa nicht möglich ist. Es bedarf auch hier keines zusätzlichen Deckverbandes.

6. Abreinigen bzw. Entfernen von Externa

Pasten: Öl
Puder: Öl oder Bad
Schüttelmixtur: Abbaden, Wasser
Ätzmittel (Podophyllin): Kamillenbad
Pflasterreste, Wundsprays: Benzin, Äther
Teer: Teerentferner: Rp. Ol.Petrae 70,0, Aeth.citri 27,0, Lanolin 3,0,
Tween 80 1,0

7. Der Kompressionsverband

Geschichtliches: Beinleiden, so darf angenommen werden, gab es schon zu allen Zeiten. Das Einwickeln gestauter und offener Beine war schon im Mittelalter eine weitverbreitete Methode. Bekannte Herren wie Unna (1885), der *Ulcera cruris* mit Zinkleimverbänden ohne Bettruhe behandelte, oder Heinrich Fischer (1910), der den ambulanten Kompressionsverband einführte, sind heute noch anerkannt in der konservativen Behandlung von Venenleiden.

Prinzip des Kompressionsverbandes: Der Kompressionsverband bedeutet dosierte Kompression auf Gewebe und Venen. Ziel dieser Methode ist:
- Prophylaxe und Therapie der Gewebestauung durch *Kompression des Gewebes*
- Prophylaxe und Therapie von Venenerkrankungen durch *Kompression oberflächlicher und tiefer Venen.*

Ausschlaggebend bei allen akuten und chronischen Venenerkrankungen ist:
- ein starker und gleichmäßiger Andruck des Verbandes, der bei aufrechter Körperhaltung zunehmenden Stauungsdruck nicht nur abfangen, sondern auch überwinden kann
- eine Kompression der Beinmuskulatur wie ein unnachgiebiges Widerlager, das durch die tätige Muskulatur (beim Gehen) eine verstärkte Wirkung auf die Saug- und Druckpumpe der Venen ausübt.

Material- und Anwendungstechnik des Kompressionsverbandes:
Kompressionsverbände lassen sich in drei wesentliche Techniken ein-
teilen:

1. FIXIERTER, NICHT NACHGEBENDER VERBAND (Zinkleimverband – Fixverband)
2. FIXIERTER, ELASTISCHER VERBAND (elast. Klebeverband –
   Kurzzugklebebinde)
3. NICHT FIXIERTER, ELASTISCHER VERBAND (abnehmbarer
   Kompressionsverband – Kurzzugbinde).
4. KOMPRESSIONSSTRÜMPFE

   Achtung: Alle Verbände kontraindiziert bei arteriellen Durchblutungsstörungen

7.1 Fixierter, nicht nachgebender Verband

Zu dieser Verbandsart gehört der *Zinkleimverband,* er ist der *klassische*
Vertreter eines *fixen Unterschenkelkompressionsverbandes* nach der
Methode Haid-Fischer (Fischerverband).
Material:
– streichfähiger Zinkleim
– 8–10 cm breite Mullbinden (wird bei uns nicht durchgeführt) oder
– fabriksfertige, feuchte Zinkleimbinde (10 cm breit, Länge 5 m, z. B.
  Varicex®)
Verbandstechnik:
Mit fertiger, feuchter Zinkleimbinde:
– druckgefährdete Stelle Rist, *Fußrücken,* mit *Wattestreifen* gut polstern (Abb. 2a und b)
– Zinkleimbinde über den *Rist* anlegen (Abb. 2c); nach Umschließen
  der *Ferse* verläuft die Binde über den *Knöchel* zur Achillessehne,
  kreuzt nochmals den Rist und wird um den *Mittelfuß* geführt
  (Abb. 2d und 2e).
  Beachte: Binde nicht einseitig spannen (Bindenkante schneidet
sonst ein); will die Binde in eine andere Richtung, ist diese abzu-
schneiden und neu anzusetzen.

Vom Mittelfuß geht dann die Binde unter *gleichmäßigem Druck* spiralig nach oben (Abb. 2f–h); sie wird dann am oberen Rande des Verbandes zirkulär abgeschlossen (Abb. 2i) und steigt nochmals zur Wade hinab, um in Achtertouren die Wade vollständig einzufassen (Abb. 2j). Zur Verbandverstärkung ist das Bein noch mit einer zweiten Binde in derselben Art zu umwickeln. Zur Druckverstärkung kann der Zinkleim anschließend mit einer Kurzzugkompressionsbinde (Rosidal®) bandagiert werden. Diese Binde kann bei Hochlagerung des Beines (über Nacht) entfernt werden.

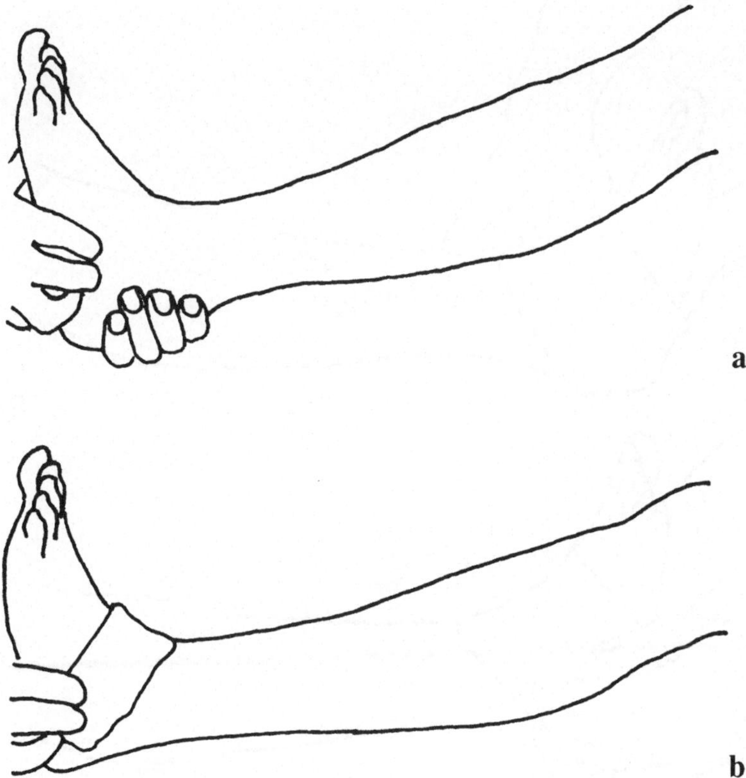

a

b

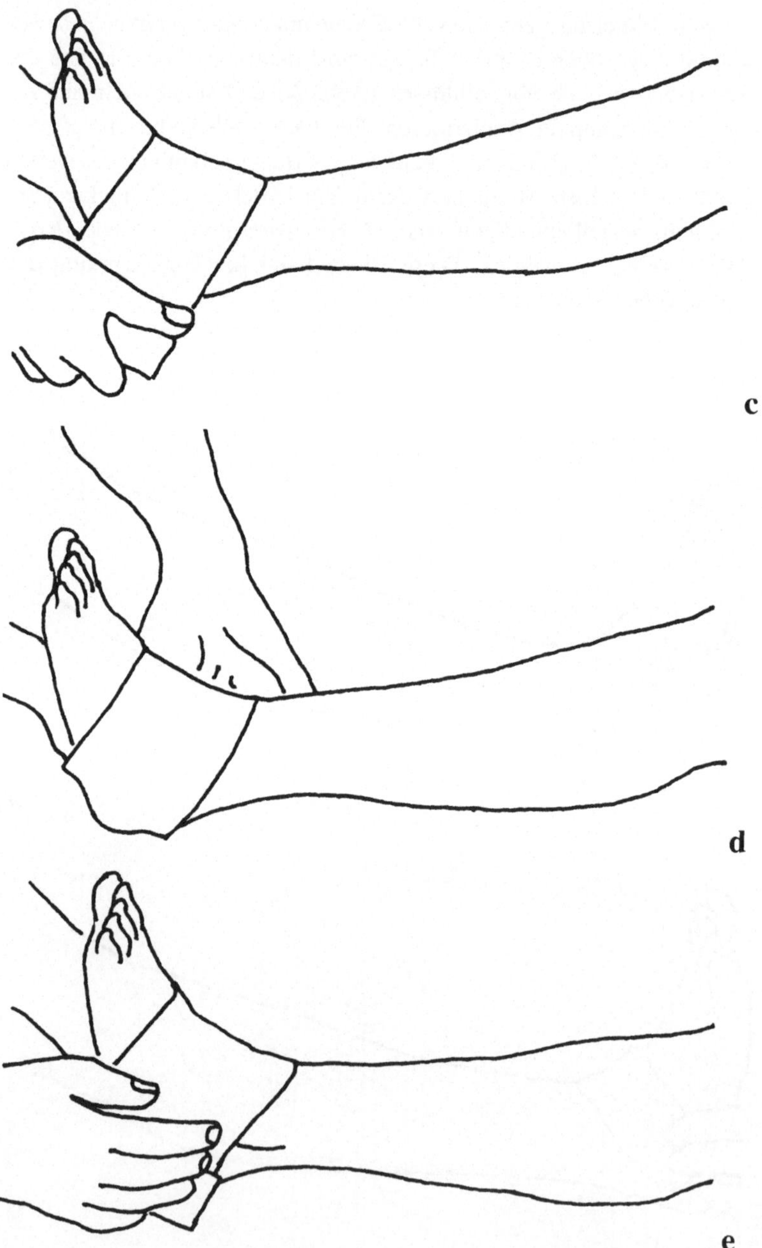

c

d

e

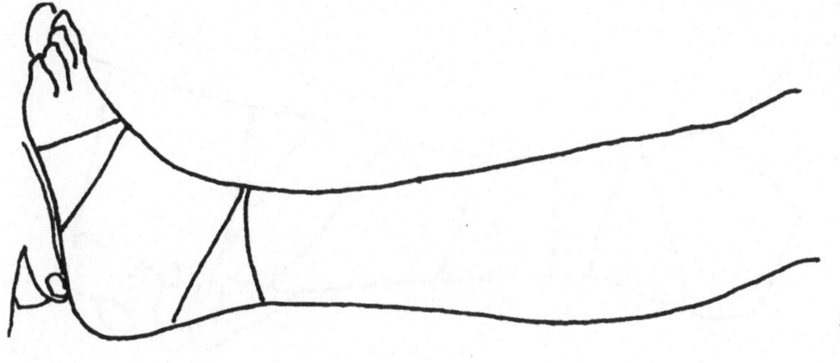

f

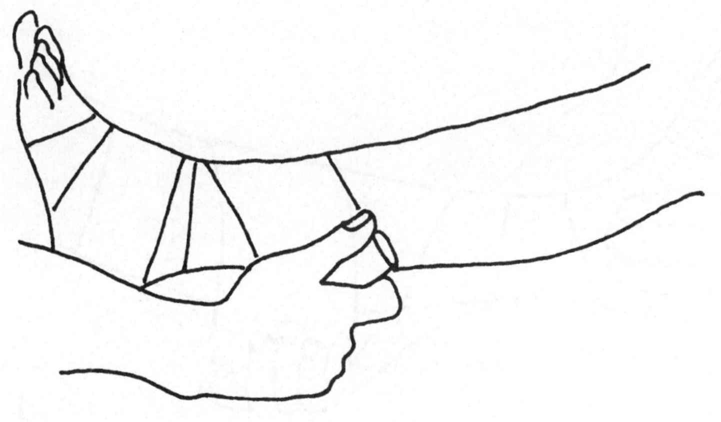

g

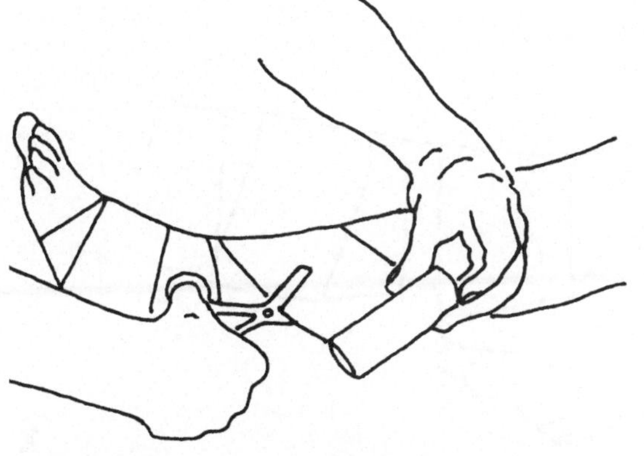

h

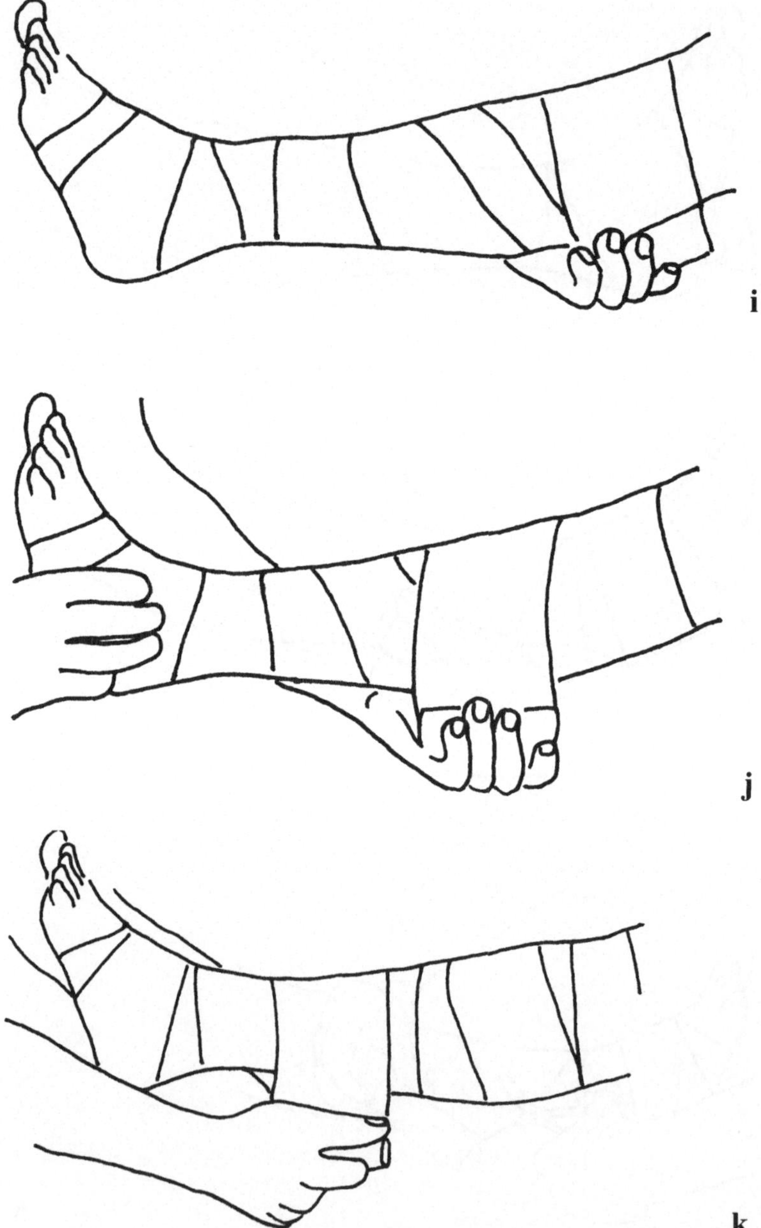

i

j

k

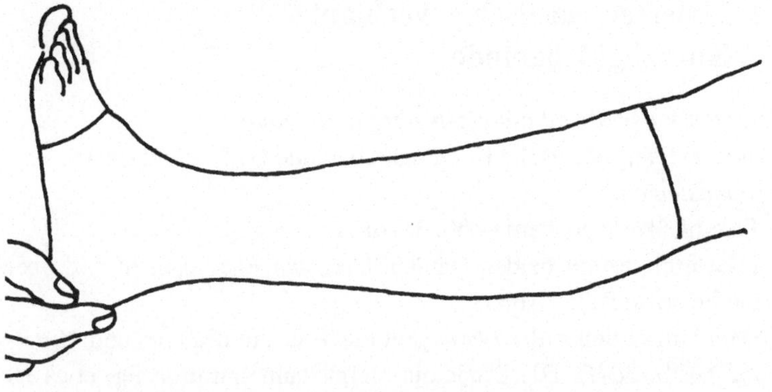

Abb. 2 (a–l). Fixierter, nicht nachgebender Verband. Zinkleimverband – Fixverband

Bei der Verbandstechnik ist noch Grundsätzliches zu beachten:
– Zehengrundgelenke sind *nicht* einzuwickeln
– Binde unbedingt am Bein führen
– Binde wird nicht unter Zug angelegt, sondern dem Bein nur anmodelliert

Nach Fertigstellung des Verbandes sollte der Patient ca. 30–45 Minuten in Straßenschuhen (keine Pantoffel) im Freien flott gehen. Schwillt der Vorfuß an, bedeutet dies, daß keine ausreichende Pumpwirkung auf das Gefäßsystem ausgeübt wird.

Ursache:
– Verband übt ungleichen Druck aus, z. B. durch Schnürringe
– Patient treibt zu wenig Muskelübung

Entfernung des Verbandes:
– mit *Verbandknopfschere:* Aufgeschnitten wird an der lateralen Schienbeinkante des Beines

7.2 Fixierter, elastischer Verband – Kurzzugklebebinde

Kompressionsverband mit *elastischer Klebebinde*
Material: Längselastische Kurzzugklebebinde (z. B. Porelast®)
Verbandstechnik:
- *Rist* mit *Watte* polstern (Abb. 3a–b)
- Pflasterbinde mit beiden Händen über den *Rist* spannen und über die Ferse wickeln (Abb. 3c)
- nach Umschließen der *Ferse* geht die Tour um *Knöchel* und *Mittelfuß* (Abb. 3d–f). Die Bindetour steigt dann spiralförmig, etwa $^2/_3$ überdeckend, *gleichmäßig* entsprechend dem *Druck* und Zug nach oben (Abb. 3g–j).

Abschließend werden mittels Leukoplaststreifen® die Bindenkanten an der Fersenkuppe abgeklebt, dadurch wird ein Abrutschen der Bandage verhindert (Abb. 3k).

Die Binde ist eng am Bein zu führen und nach jeder zirkulären Tour leicht anzuspannen.

Der Patient soll in normalen Straßenschuhen ohne Probleme gehen können. Das Abrollen im Sprunggelenk darf durch den Verband nicht eingeschränkt sein.

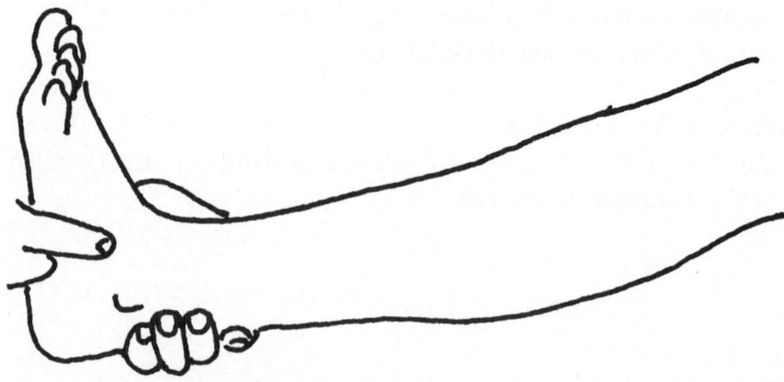

a

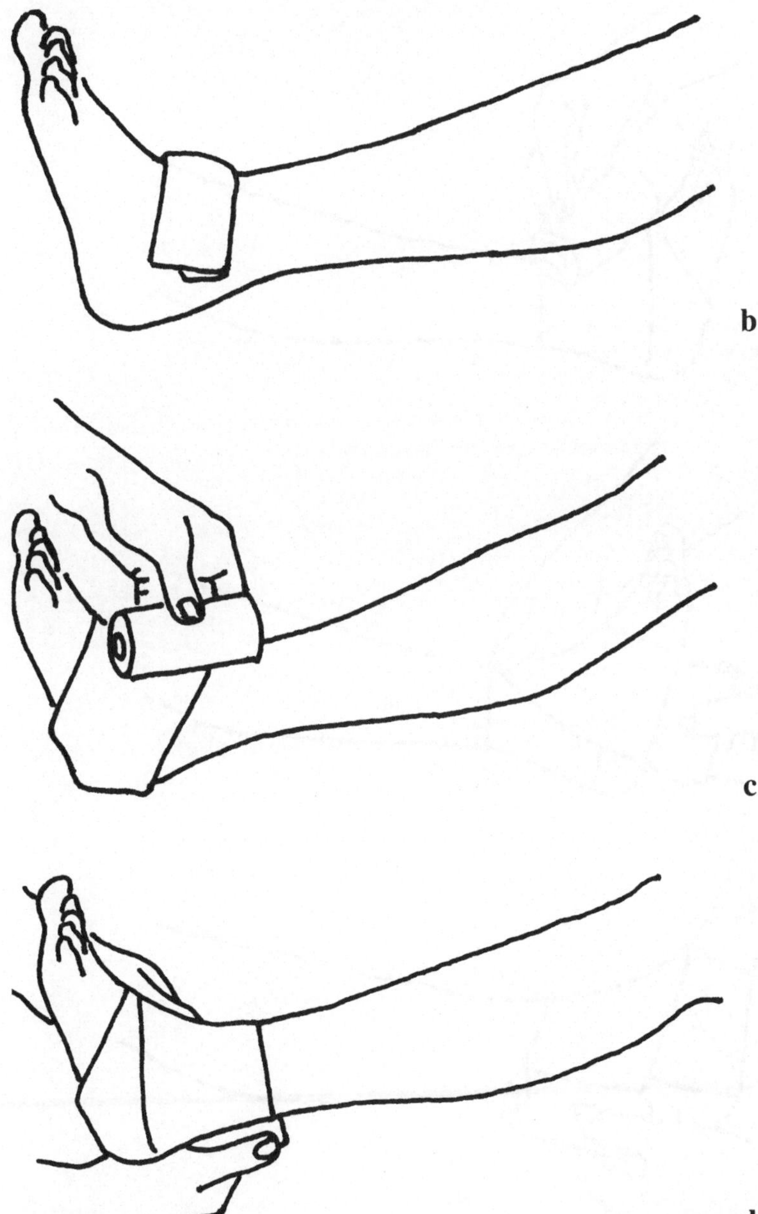

b

c

d

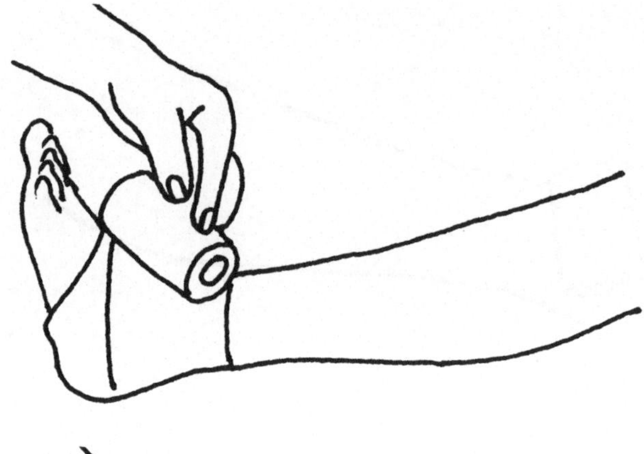

e

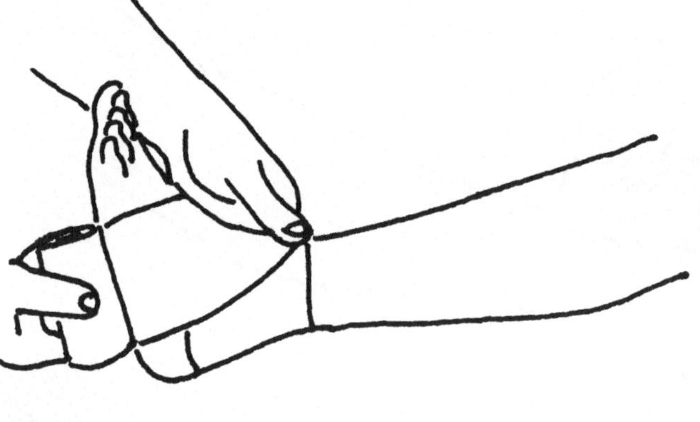

f

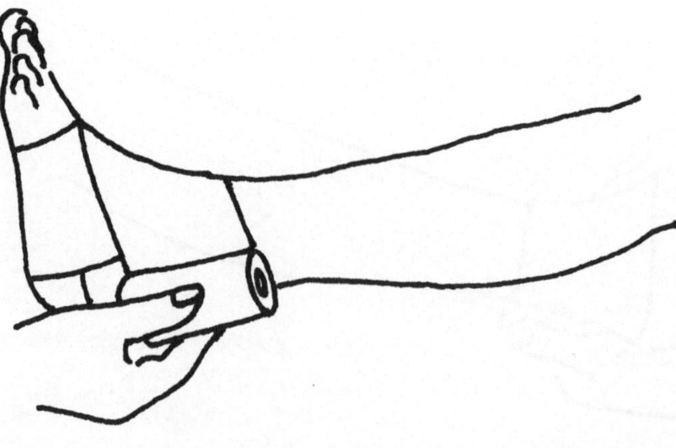

g

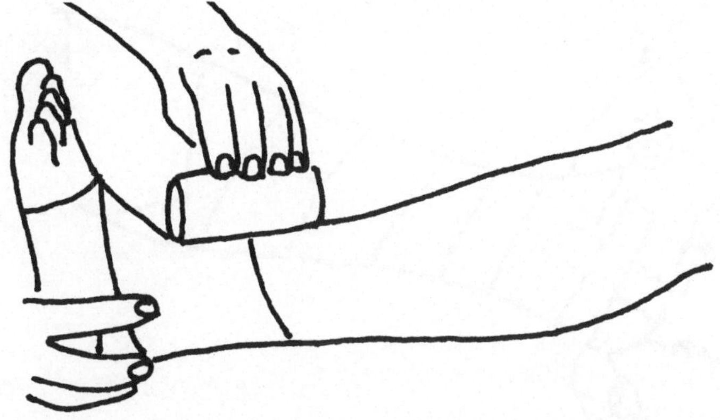

h

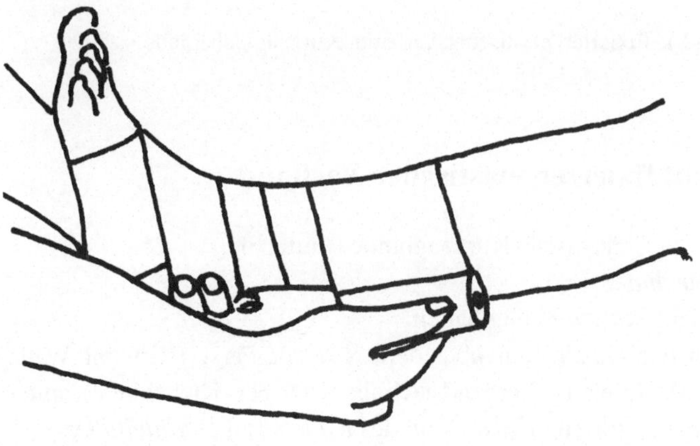

i

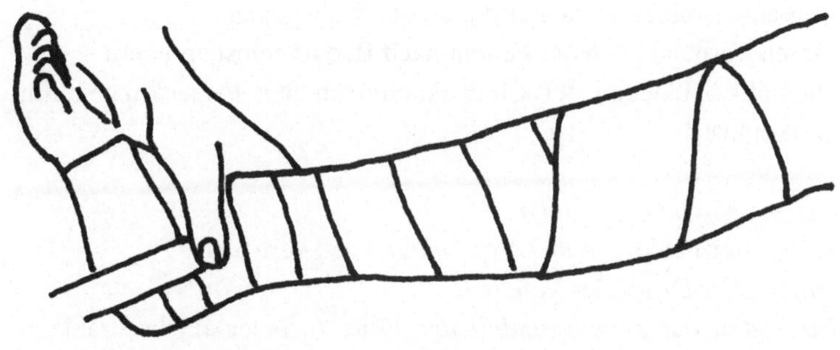

j

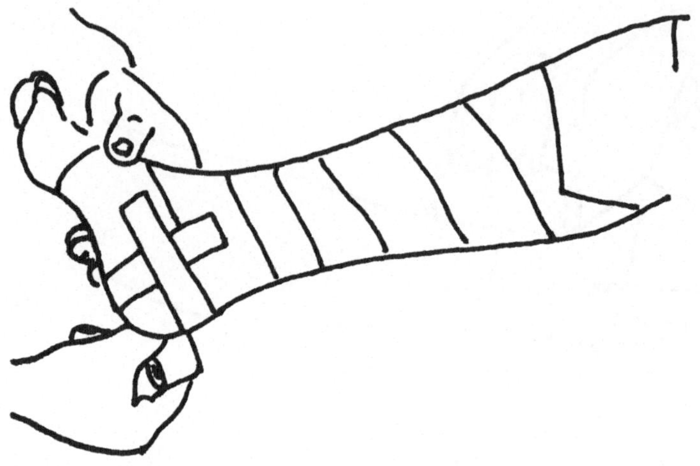

Abb. 3 (a–k). Fixierter, elastischer Verband. Kurzzugklebebinde

7.3 Nicht fixierter, elastischer Verband

Material: längselastische Kurzzugbinde (Pütter®)
Verbandstechnik:
- Fußgelenk rechtwinkelig halten
- Beginn der *ersten* Tour über dem *Rist* zur Ferse (Rist mit Watte polstern), (gleiche Verbandstechnik wie bei Klebebinde) unter gleichmäßigem Zug Umwickeln des *Knöchels* und *Mittelfußes*
- spiralförmige Touren bis zur Kniekehle, wobei der Abschluß des Verbandes mit einer Achtertour an der Wade endet
- diesen Verband kann der Patient nach Bedarf selbst erneuern
- ebenfalls Abkleben der Bindenkanten an den Fersenkuppen mit Leukoplast®

Fehler bei Kurzzugbandagen
- Häufigster Fehler: zu *lockeres Anlegen* des Verbandes
- *Ungleicher Druck* des Verbandes
- *Einbinden* der *Zehengrundglieder* führt zu einer eingeschränkten

Bewegung durch die Bandage. Abrollen des Fußes wird behindert. Wirkung der *Muskelpumpe ist eingeschränkt*
- Rasieren der Beine – Auftreten von Follikulitiden
- Leimverbände, die länger als eine Woche, elastische Verbände, die länger als drei Wochen belassen werden, üben keine Wirkung mehr aus

7.4 Kompressionsstrümpfe

Kompressionsstrümpfe dienen ebenfalls zur Aktivierung der Muskelpumpe bei chronisch venösen Erkrankungen. Diese müssen vom behandelten Arzt genau angemessen werden, und je nach Schwere der Erkrankung ist die Kompressionsklasse (feine oder kräftige Qualität – bestimmt Oberflächen- und Tiefenwirkung) zu wählen. Länger als ein halbes Jahr sollte derselbe Strumpf nicht getragen werden.

Grundregeln für den Venenpatienten:
SITZEN UND STEHEN IST SCHLECHT, LIEBER LIEGEN ODER LAUFEN.

8. Dekubitus: Prophylaxe und Therapie

Begriffserklärung: Dekubitus heißt im Lateinischen „Das Liegen", deshalb gab es früher die Bezeichnung „gangrän per decubitum" oder „ulcus ex decubitum". Wir definieren heute einen Dekubitus als Druckgeschwür, Druckstelle oder Drucknekrose.

Entstehung eines Dekubitus: Im wesentlichen läßt sich die Entstehung von Druckstellen auf folgende Faktoren reduzieren, das soll heißen: Wenn ein gewisser *Druck* über längere *Zeit* bei einer bestehenden *Disposition* des Patienten andauert, ist die Gefahr einer Druckstelle gegeben.

Druck – Zeit:
Der kapillare Druck im Gewebe beträgt ohne Druckeinwirkung 12–32 mm Hg, bei länger anhaltendem Auflagedruck kommt es zu einem *kapillaren Druckanstieg* bis zu 60 mm Hg. Das bewirkt in der Folge eine Minderdurchblutung und kann nach Dauer der Belastung einen Dekubitus entstehen lassen. Bei besonders gefährdeten Patienten kann eine Gewebsschädigung bereits nach kurzer Zeit (Stunden) auftreten (z. B. bei harter Matratze, OP-Tisch) und endet mit einer Nekrose des betroffenen Areals.

Der Schaden ist anfangs im vollen Ausmaß nicht sichtbar, doch nach Tagen bis Wochen zeigt sich eine demarkierte Gewebsnekrose. Diese ist durch Druckentlastung nicht mehr reversibel.

Besondere Dispositionen des Patienten:
– Immobilität/Spastik und Gelenkskontrakturen
– Kachexie
– Exsiccose/Mangelernährung

- Lähmungen/Sensibilitätsverlust
- Durchblutungsstörungen der Haut
- Stoffwechselerkrankungen (z. B. Diabetes)
- hohes Lebensalter, bettlägriger Patient
- schlechter Allgemeinzustand

Besonders gefährdete Körperstellen:
Hüften, Fersen, Kreuz- und Steißbein, Wirbelsäule (siehe Abb. 4)

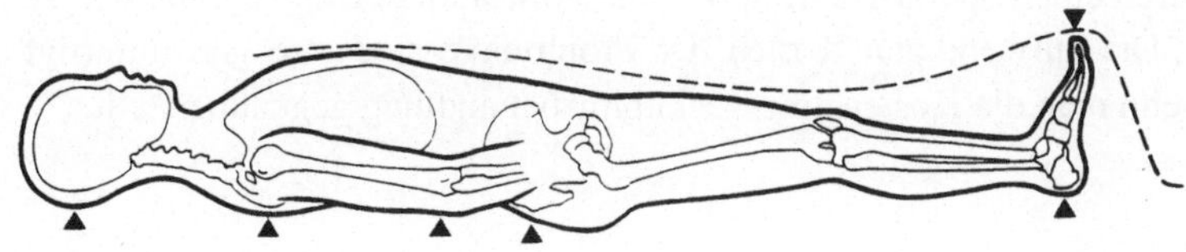

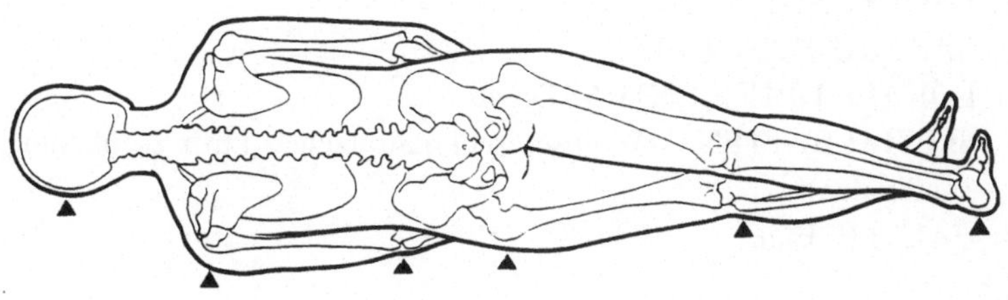

Abb. 4. Die mit Pfeilen markierten Körperstellen sind sehr druckgefährdet und sollten entlastet werden (Quelle: Pressure Sores, S. 4)

Die zunehmende Zahl von älteren Menschen stellen für das Pflegepersonal in Krankenhäusern und Pflegeheimen einen enormen Einsatz zur Vermeidung eines Dekubitus dar.

Oberster Grundsatz: An präventiven Maßnahmen darf nichts eingespart werden. Hiermit meine ich: eine genügende Anzahl von *qualifiziertem Pflegepersonal,* die Zurverfügungstellung von besten *Lagerungsbehelfen* und den Einsatz von *Spezial-Antidekubitus-Betten.* Wenn diese Voraussetzungen einer effizienten Prophylaxe nicht gegeben sind, entstehen bei Auftreten von Dekubitalgeschwüren enorme Kosten, sei es durch längeren stationären Aufenthalt und den Aufwand an Lokaltherapeutika sowie Verbandsmaterial zur lokalen Therapie.

Zu Beginn einer Dekubitusbehandlung stellt sich weiters die Problematik, ob noch konservativ behandelt werden kann, oder ob nur durch einen operativen Eingriff eine vollständige Heilung möglich ist.

Die aufwendigen Kosten der Prophylaxe sind also gerechtfertigt, wenn man die Kosten einer Dekubitusbehandlung gegenüberstellt.

8.1 Schwerpunkt-Prophylaxe

Bestehen bei einem Patienten besondere Dispositionen, ist eine gezielte Dekubitusprophylaxe durchzuführen. Hier gibt es spezielle Maßnahmen sowie geeignete Lagerungsbehelfe.

1. LAGERUNGSWECHSEL
2. LAGERUNGSBEHELFE
   LOKALE DRUCKENTLASTUNG
3. SPEZIALBETTEN   (Wechseldruckmatratzen,   Luftkissenbetten, Sandbetten)
4. HAUTPFLEGE

8.1.1 Lagerungswechsel

Der *Lagerungswechsel* steht an *erster Stelle* der Dekubitusprophylaxe. Druck ist unbedingt auf längere Zeit zu vermeiden. Auch bei Anwendung der besten Schaumstoffunterlage muß der Patient druckentlastet werden. Bettlägrige, immobile Patienten sind deshalb in zeitlichen Abständen von zwei bis drei Stunden umzulagern. Nicht zu vernachlässigen ist, daß der Patient auch nachts kontinuierlich gedreht werden muß. Eine Lageveränderung von Rücken- auf Seitenlage ist nicht immer notwendig, es genügen oft *leichte Lageveränderungen,* nur um einen anderen Druckpunkt (Gewichtsreduktion) zu erreichen (Schräglage 30%). Unterstützt wird dies durch Einlegen von *Kissen* oder *Schaumstoffkeile* (Abb. 5). Um den Druck auf den ganzen Körper gleichmäßig zu verteilen, sollte der Patient möglichst *flach liegen,* dies gewährleistet *verminderten Druck* auf *exponierte Stellen,* wie im Hüft- oder Kreuzbeinbereich, Fersen und der Wirbelsäule.

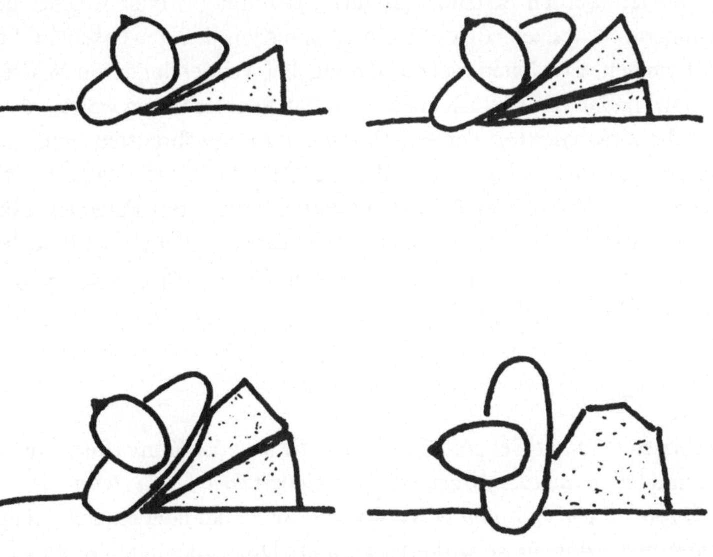

Abb. 5. Im Querschnitt dargestellte Lagerungsmöglichkeiten des Patienten mit unterschiedlich geformten Schaumstoffkeilen

Auch beim Mobilisieren von bettlägrigen Patienten ist zu beachten – ich meine hier Querbettsitzen oder den Patienten in einen *Sitzwagen* herausheben –, daß sich der *Druck* auf das *Gesäß* beschränkt und dadurch eine *erhöhte Dekubitusgefahr* besteht. Hier kommt es häufig, eben durch erhöhte Belastung in kurzer Zeit, zu einem Dekubitus. Zu empfehlen wären hier besonders *Gelkissen* (3M® Sitzkissen), dicke Schaumstoffwürfel oder Antidekubituskissen. Wenn möglich, sollte der Patient nicht zu lange in sitzender Position belassen werden. Nicht zu vergessen ist bei bettlägrigen Patienten die *Spitzfuß-* und *Kontrakturenprophylaxe.*

8.1.2 Lagerungsbehelfe

8.1.2.1 Schaumstoffmatratzen

Angeboten werden Schaumstoffwürfel (Cliniplot®) oder weiche, gekammerte Matratzen. Beide Arten entsprechen den gewünschten Anforderungen. Erwähnen möchte ich nur bei Verwendung von Würfelmatratzen, daß das Bettuch auf keinen Fall eingeschlagen werden darf. Um die *Beweglichkeit* der *Würfelnoppen* zu gewährleisten, muß das *Leintuch seitlich hängen,* nur dann erfüllt die Würfelmatratze den eigentlichen Zweck der Druckpunktveränderung. Bei Patienten über 90 kg zeigen die Würfelelemente wenig Effekt. Ähnlichen Effekt haben auch *Bettauflagen* und *Pölster,* die mit *Hohlkernfasern* aus Silicon o. ä. gefüllt sind (Silicore®).

8.1.2.2 Gelkissen

Gelkissen sind mit Gel gefüllte Kissen, die sich der Körperform anpassen und bei *minimaler Lageveränderung* den *Druck reduzieren.*

Vergleich von Gel- und Wasserkissen: Sitzt oder liegt ein Patient auf einem Wasserkissen, so wirkt der gesamte Druck, der auf dem Wasserkissen lastet, ständig auf die ganze das Wasserkissen berührende Haut. Wie aus der Abb. 6a ersichtlich, ist es nicht möglich, durch Gewichtsverlagerungen, z. B. auf die linke Gesäßhälfte die Haut der rechten Gesäßhälfte zu entlasten. Solange die Haut Kontakt mit dem *Wasser-*

kissen hat, ist sie *gleichem Druck* ausgesetzt. Außerdem wird das Wasserkissen meist mit zuwenig Wasser gefüllt, so daß besonders gefährdete Stellen direkt auf der Matratze aufliegen. Grundsätzlich anders verhält es sich beim *Gelkissen*. Die physikalische Eigenschaft des Gelmaterials ist so, daß hier keine gleichmäßige Druckverteilung erfolgt. Das heißt, daß bei *Gewichtsverlagerung* auf eine Gesäßhälfte (Abb. 6b) der Druck auf die Haut dort zwar größer wird, dafür aber der *Druck auf die Haut* der anderen Gesäßhälfte *deutlich nachläßt*. Es findet also schon bei geringen Spontanbewegungen eine *wechselnde Druckentlastung* statt.

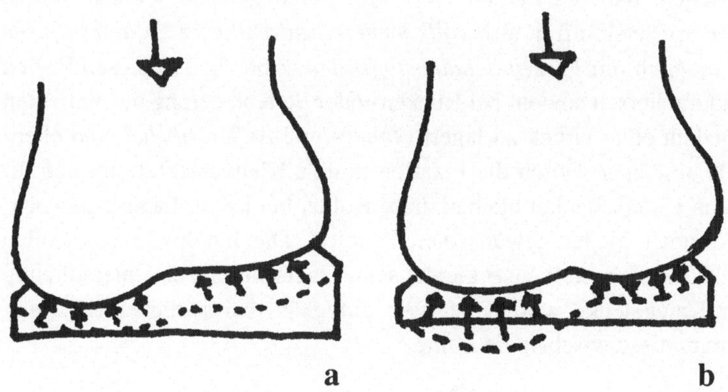

a   b

Abb. 6. WASSERKISSEN **(a)**. Druck überall gleich groß.
GELKISSEN **(b)**. Druck nicht überall gleich groß

Nach den Untersuchungen gleichen die physikalischen Eigenschaften des Gels sehr denen des menschlichen Fettgewebes. Man gibt also bei Einlegen des Gelkissens besonders dem kachektischen Patienten quasi ein *„künstliches Fettpolster"*. Wie schon erwähnt, sind diese Kissen ideal für Sitzwägen und Rollstühle. Auch die Einlage dieser Kissen auf Schaumstoffmatratzen bei *polytraumatisierten Patienten* wäre zu empfehlen, da sich bei solchen Patienten nicht immer der gewünschte Lagerungswechsel durchführen läßt.

8.1.2.3 Sitzkissen (ROHO®)

Dieses aus Gummi geformte Sitzkissen besteht aus einzeln stehenden Luftkammern, die durch Luftkanäle verbunden sind. Je nach Körpergewicht wird Luft hineingepumpt, bis sich das Kissen der Körperform angepaßt hat. Der Auflagedruck verteilt sich dort gleichmäßig, wo der Körper das Kissen berührt. Ideal sind diese Kissen für Rollstuhlfahrer.

8.1.2.4 Fersenrollen

Fersen können auf verschiedenste Weise entlastet werden. Da gibt es z. B. Fellschuhe, Watteverbände oder ähnliches. Grundsätzlich ist festzustellen, daß die *Fersen* nicht nur weich gelagert werden sollen, sondern sie sind frei, also *vollkommen druckentlastet, zu lagern.* Dies ist möglich mit *Fersen-Schaumstoffrollen* (Abb. 7). Mit diesen Rollen sind die Fersen sowohl bei Rücken- oder Seitenlagerung des Patienten gänzlich ohne Druck zu lagern. *Innen-* und *Außenknöchel* sind ebenfalls *geschützt.* Durch die Fixation mittels Klettverschluß um den distalen Unterschenkel bleiben diese Rollen bei jedem Lagerungswechsel immer in der gewünschten Position. Die Innenseite der Rollen sollte mit Kunstfell ausgekleidet sein (Hautschutz). Als Unterstützung der Kniegelenke wird ein Kissen eingelegt, bei seitlicher Lagerung kommt dies zwischen die Beine.

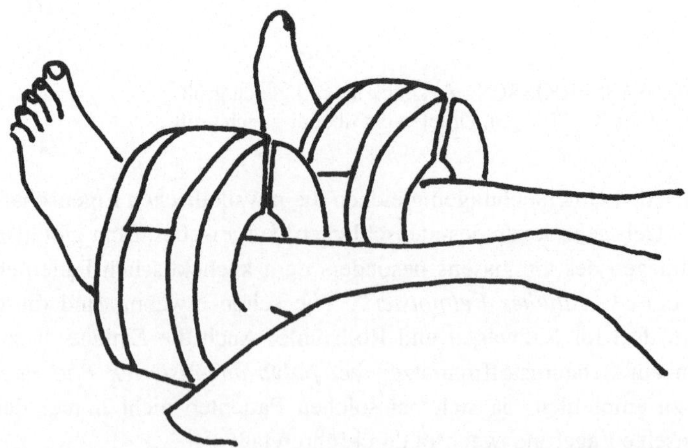

a

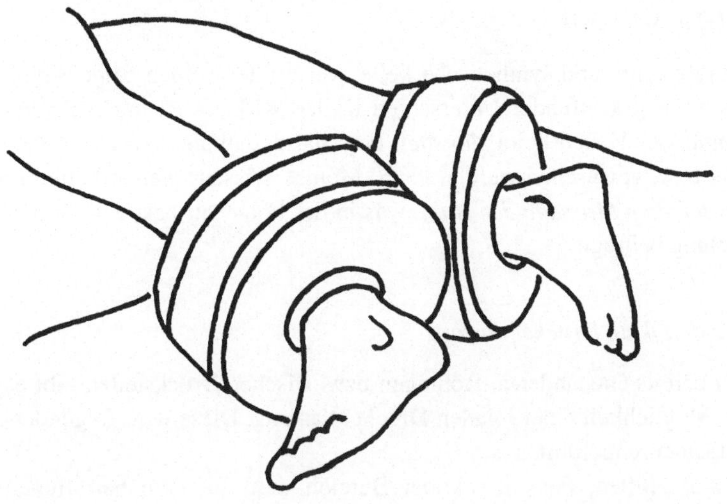

b

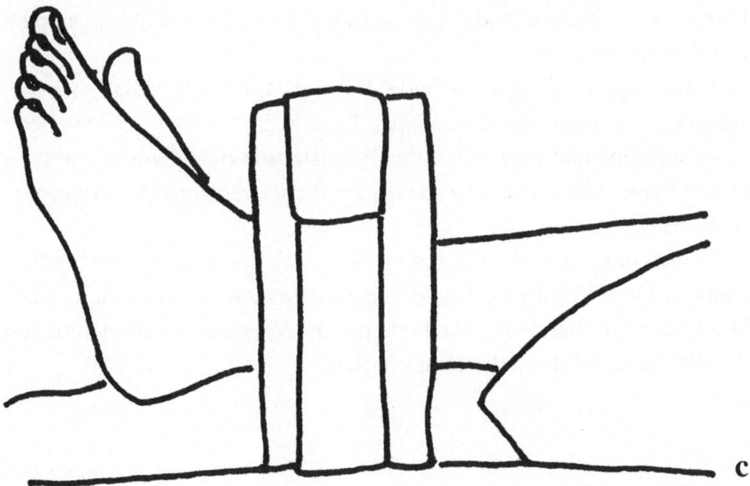

c

Abb. 7 (a–c). Die Handhabung von Fersenschaumstoffrollen in der Rücken-
und Seitenlage des Patienten

8.1.2.5 Schaffelle

Es gibt echte und synthetische Felle. Verwendet werden beide Arten, doch ein gravierender Unterschied in der Wirkung ist mir nicht bekannt. Der *Vorteil* beim *Kunstfell* liegt darin, daß dieses besser *gereinigt* bzw. gewaschen werden kann. Meines Wissens dienen Felle nur zur *leichten Massage der Haut,* was in der Folge zur besseren Durchblutung beiträgt.

8..2.6 Lokale Druckentlastung

Bei bereits entstandenen Rötungen bzw. frischen Druckstellen gibt es die Möglichkeit einer lokalen Druckentlastung. Diese wird folgendermaßen durchgeführt:

Auf Hüften, Fersen, sakraler Bereich wird auf dem betroffenen Areal ein *Folienverband* (Op Site Flexigrid®) faltenfrei aufgeklebt. Darüber kommen dann in *Pyramidenform* zugeschnittene *Schaumstoff-* oder *Filzplatten,* Stärke ca. 2–3 mm (Abb. 8a). Diese Form der Platten ist deshalb wichtig, um den *Druck* wieder auf den gesamten Bereich zu *verteilen.*

Weiters gibt es auch spezielle *Dermal-Pads* (SPENCO®) in verschiedenen Stärken, die dementsprechend zugeschnitten werden (Loch ausschneiden) und eine vorzügliche Polsterung bzw. Druckverteilung ermöglichen. Diese *ersetzen* sozusagen *nicht vorhandenes Fettgewebe* (Abb. 8b).

Es hat sich gezeigt, daß durch diese Art der lokalen Druckentlastung in kurzer Zeit eine Besserung des Hautzustandes erreicht wird. Die *Folie* dient bei dieser Methode nur als *Hautschutz* zum Aufkleben der Platten und Schutz der Druckstellen.

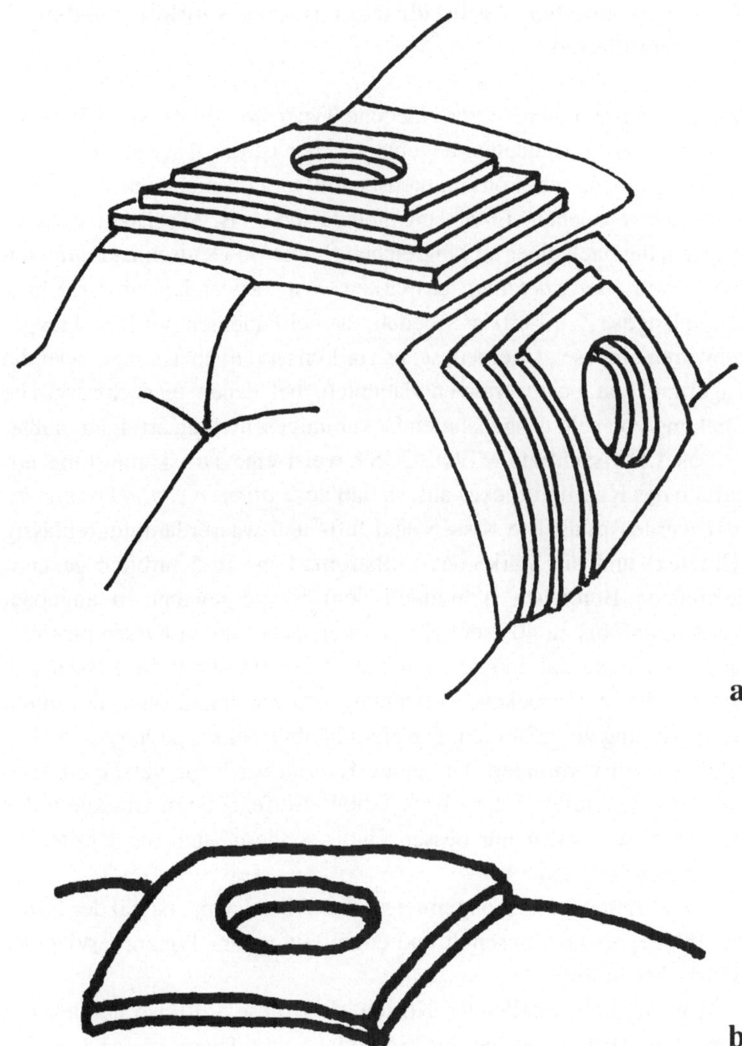

Abb. 8. **a** Folienverband (Filz- oder Schaumstoffplatten)
  b Dermal-Pads

8.1.3 Spezialbetten. Wechseldruckmatratzen, Luftkissenbetten, Sandbetten

Von den Firmen werden verschiedene Typen spezieller Antidekubitus-systeme und Spezialbetten angeboten. Hier ist die Auswahl gezielt zu treffen, da diese sehr konstenintensiv sind und oft nicht den gewünschten Effekt erreichen. Erwähnen möchte ich z. B. **Wechseldruckmatratzen,** die nach einer umfangreichen Studie (in Deutschland durchgeführt) sich *eher nachteilig* auswirken. Wir verwenden an der Klinik schon längere Zeit Luftkissenbetten, die bei Patienten mit Dekubitalgeschwüren eingesetzt werden, sei es zur konservativen Therapie oder die Lagerung von postoperativen Patienten, bei denen eine chirurgische Deckung von sehr ausgedehnten Dekubitalgeschwüren erfolgen mußte.

Das **Lufkissenbett** MEDISCUS® weist eine Druckentlastung unterhalb des Kapillardruckes auf, so daß der *Patient nicht mehr umgelagert* werden muß. Die Kissen sind luft- und wasserdampfdurchlässig (Goretex) und die Stärke des Luftstroms kann in 5 farblich gekennzeichneten Bereichen individuell dem Körpergewicht so angepaßt werden, daß bis zu 40% der Körperoberfläche in den Kissen einsinkt. Das Kissenmaterial und der ständige Luftstrom durch die Kissen sorgen für die stets trockene Umgebung des Patienten, ohne ihn durch Dehydrierung zu gefährden. Die Haut bleibt trocken, pathogene Keimbildung wird vermindert. Die glatte Kissenoberfläche verringert auch die Reibungskräfte (Scher- bzw. Reibungseffekt) beim Umlagern des Patienten, was nicht nur dessen Haut, sondern auch die Kräfte des Pflegepersonals schont.

Diese Betten werden angemietet, wobei das Fachpersonal der Firma das Pflegepersonal einschult und einen laufenden Hygieneservice der Betten durchführt.

Trotz täglich anfallender Kosten sind diese Luftkissenbetten ein wertvolles Hilfsmittel bei der Prophylaxe und Therapie von Dekubituspatienten. Es wird auch die Pflegearbeit reduziert und spart Zeit durch Vermeiden wiederholender Arbeitsgänge. Gleichzeitig wird der Krankenhausaufenthalt für den Patienten erträglicher.

Der Einsatzbereich für **Sandbetten** beschränkt sich nur auf Patienten mit großflächigen Verbrennungen.

8.1.4 Hautpflege

Die Pflege der Haut ist bei dekubitusgefährdeten Patienten sehr wichtig. Patienten im höheren Alter haben meist eine trockene Haut, die gut gepflegt werden sollte. Bei inkontinenten Patienten sind die *betroffenen Hautareale* besonders zu *schützen*. Es gibt eine Vielfalt von Hautpflegemitteln. Zu beachten ist, diese dem Hautzustand entsprechend anzuwenden. Besondere Empfehlungen einer speziellen Antidekubitussalbe sind mir nicht bekannt. Sinnlos ist das Auftragen verschiedener Mischungen von differenten oder indifferenten Pflegemitteln (z. B. Kamille, Ringelbume o. ä.), da eine Sensibilisierung auf Wirkstoffe oder Grundlagen auftreten kann. Bewährt haben sich nach wie vor *neutrale Mittel* (z. B. pH5-Eucerin®, Hirschtalg). Es wäre auch falsch anzunehmen, daß Salben oder ähnliches einen Dekubitus verhindern, sondern nur die *konsequente Druckentlastung* ist entscheidend und unbedingt einzuhalten. Als Nebeneffekt dient das Auftragen der Salben als *leichte Massage,* was zur besseren Durchblutung der Haut beiträgt.

Schon vielfach in Verwendung ist der *Hautschutz* mittels *Folienverband* (Op Site Flexigrid®). Bei besonders gefährdeten Patienten ist das Aufkleben dieser permeablen Folie zu empfehlen. Exponierte Stellen, wie Fersen, Hüften, Kreuzbeinbereich, klebt man mit Folienverband ab. Durch die Transparenz des Verbandes können jederzeit diese Bereiche auf Rötungen begutachtet werden. Beim Waschen oder Baden des Patienten bleibt der Verband intakt, er löst sich nicht ab und wird auch nicht entfernt. Der Lagerungswechsel ist nicht zu vernachlässigen.

Ein weiterer Anwendungsbereich des Folienverbandes wäre bei bettlägrigen, jedoch eher unruhigen Patienten; hier werden Folienverbände auf Fersen, Gesäß und Ellbogen aufgeklebt, dadurch wird die *Scherwirkung* auf der Haut *vermindert* und sie bleibt geschützt.

Besteht bei einem Patienten eine Druckstelle oder eine bereits sichtbare Gewebsnekrose, dann ist je *nach Schweregrad* der Schädigung das richtige *Therapiekonzept* zu wählen. Das heißt, die Therapie richtet sich nach dem Lokalbefund.

8.2 Therapie eines Dekubitus

Nach dem Hautdefekt unterscheiden wir fünf Stadien:

Stadium I: weißer Aufliegefleck
Bei leichter kurzfristiger Belastung kommt es zu einem typischen weißen Fleck, der sich nach kurzer Zeit wieder zurückbildet (Anämie-bezirk).
   Therapie: häufiger Lagerungswechsel, Einsatz von speziellen Antidekubitusmatratzen, Druckpunktveränderungen.

   Bei inkontinenten und kachektischen Patienten und bei allen Patienten, bei denen eine trockene Haut vorliegt, empfiehlt sich, *gefährdete Stellen* mit einem *Folienverband* (Op Site Flexigrid®) abzukleben. Dieser Verband dient aber ausschließlich nur als *Hautschutz. Eine konsequente Druckentlastung ist beizubehalten.*

Stadium II: starke Rötung = Zeichen der reaktiven Hyperämisierung
Bei sofortiger Entlastung ist diese Hautschädigung reversibel.
   Therapie: In zeitlich kürzeren Abständen – Lagerungswechsel, Tagesplan erstellen; evtl. lokale Druckentlastung mit Gelpolster (Dermal-Pads). Evt. leichte Massage der betroffenen Region. Auch auf die Vermeidung von Falten des Leintuchs oder Nachthemds ist unbedingt zu achten.

Stadium III: Blasenbildung, entsteht durch:
1. Ischämie – basale Zellnekrose
2. durch Scherung/Friktion
   Therapie (herkömmliche Variante):
– Blase vollständig abtragen
– betroffene Stelle und umgebende Haut desinfizieren (Antiseptika)
– Heilsalbe, Wundverband

Beachte: Entstandene Blasen an den Fersen sollten nicht unbedingt abgetragen werden!

Bessere Methode:
- Blase oder Blasenreste entfernen
- Hautdefekt reinigen (NaCl)
- Umgebung mit Alkohol reinigen
- *Folienverband* – die Folie bleibt so lange darauf, bis der Hautdefekt sich regeneriert hat. Der Verband ist auch bei einem Reinigungsbad nicht zu entfernen.

Günstig ist diese Methode bei *inkontinenten Patienten,* es kommt zu *keiner Kontamination* durch Stuhl oder Harn. Durch die Transparenz ist der Defekt jederzeit beurteilbar. Ein Abdecken des Hautdefektes mit diversen Farbstofflösungen (z. B.: Mercurocrom®) lehnen Dermatologen ab – es verdeckt oder verschleiert den Lokalbefund.

Stadium IV: Nekrose
In diesem Stadium ist bereits die Nekrose zu sehen, eine dunkelbraunschwarz verfärbte Hautschädigung.

Therapie: Eine erfolgversprechende Therapie ist in diesem Zustand erst bei Demarkierung der Nekrose möglich.

Stadium V: Geschwürbildung
Der nekrotische Teil zerfällt am Wundgrund, Wundränder werden matschig.

Therapie: Bei Demarkierung und Verhärtung des geschädigten Bezirkes muß mit dem Abtragen dieser harten Platte begonnen werden, um ein Fortschreiten in die Tiefe zu verhindern. Wird diese Nekrose nicht abgetragen, so kommt es zu einem gefährlichen Keimherd, in dem alle Arten von Bakterien, auch Anaerobia und Gasbildner gedeihen können. Die stetige Eiterung am Grund des Defektes dringt immer tiefer ins Gewebe ein und läßt die Kruste immer dicker werden. Mit einem *Skalpell* wird diese *Platte skarifiziert* (angeritzt). Um diese harten Nekrosenteile aufzuweichen, applizierten wir in Form eines üblichen Wundverbandes eine *keratolytische Salb*e (Diachylon® = *Unguentum plumbi exsudati*). Die Umgebung ist während dieser Behandlung mit einer Zink- oder Silikonpaste abzudecken. Leicht zu lösende nekrotische Teile sind bei jedem Verbandswechsel zu entfernen. Mit Pinzette und Skalpell wird vorsichtig von der Geschwürmitte zum

Wundrand mit dem Abtragen begonnen. Zu beachten ist, daß *keine Blutung* gesetzt wird.

Bei Dekubitalgeschwüren ist jeder Millimeter von gesundem Gewebe zu erhalten, um das Dekubitalgeschwür noch konservativ behandeln zu können. Kommt man beim Abtragen in den *Knochenbereich,* ist konservativ, egal welcher Art, *keine vollständige Heilung* mehr möglich. Es bleibt meist nur die Variante, chrirugisch diese Stelle zu decken. In bestimmten Ausnahmefällen kann eine chirurgische Versorgung, z. B. bei Patienten mit hohem Lebensalter, schlechtem AZ oder massiven Dekubitus, nicht immer durchgeführt werden.

Hier ist zwar die Therapie fortzusetzen, jedoch *ohne* Einsatz von *lokalen Wirkstoffen,* sondern man beschränkt sich auf übliche Wundspülungen und einer Wundabdeckung (z. B. Allevyn® und Allevyn® Cavity). Ist eine konservative Behandlung möglich und das Geschwür relativ sauber, kann wieder mit dem Folienverband (Op Site Flexigrid®) begonnen werden. Zu Beginn der Therapie sind, wegen Vorhandensein von Wundkeimen, kürzere Verbandswechsel durchzuführen. Ein *Wundabstrich* ist zu empfehlen.

Bei Auftreten von uncharakteristischem Geruch, farblichen Veränderungen des Exsudates (normale Farbe: strohfarben), Fieber, Erytheme in der Wundgegend, ist diese Therapie abzusetzen. Nach Abklingen dieser Erscheinungen kann wieder mit Folie weiterbehandelt werden.

In dieser Phase ist eine kontinuierliche *Spülung* in Form von Wundbauschen mit *hypertoner NaCl-Lösung* 2%ig bis 5%ig durchzuführen. Die Druckentlastung ist konsequent beizubehalten!

9. Folienverband

Artikel und Studien amerikanischer und britischer Krankenhäuser berichten seit Jahren über die erfolgreiche Behandlung von Dekubitalgeschwüren mit Folienverband.

Seit 1985 wird an unserer Klinik ebenfalls dieser Verband verwendet, und wir sind zur selben Überzeugung gelangt, daß *Geschwüre* in einem *feuchten Milieu* rascher heilen. Die Folie (Op Site Flexigrid®) besteht aus einer Polyurethanbasis, Stärke: 0,028 mm; einseitige Klebefläche, verklebt nicht mit der Wundoberfläche.

Prinzip der Folie:
- Schaffen eines feuchten Milieus, dadurch schnelleres Ablösen von Belägen, gute Wundreinigung, Granulation wird gefördert.
- Feuchte Umgebung beschleunigt die Granulation und die rasche Neubildung von Epithelzellen.
- Die natürlichen Abwehrstoffe des Körpers, wie Leukozyten, Fibrin und Plasma, können ihre Wirkung entfalten.

Eigenschaften der Folie:
a) *wasserdampfdurchlässig:* Die Folie gestattet den Durchlaß von Wasserdampf und verhindert damit die Mazeration der umgebenden Haut und begünstigt die Adhäsion der Folie.
b) *gasdurchlässig:* In gleicher Weise werden Sauerstoff und Kohlendioxyd durchgelassen, was die Bedingungen für die Wundheilung verbessert.
c) *bakterienundurchlässig:* die Folie ist vollkommen undurchlässig für Viren, Bakterien und Wasser in flüssiger Form.
d) *hautfreundlich* und *transparent:* Wundbereich sichtbar

e) *Erhaltung des Wundsekretes:* Nach Berichten besteht eine *antibakterielle Aktivität* des Wundsekretes. Ebenso wie Blut enthält Wundsekret jene Zellen, Proteine und Enzyme, die aktiven antibakteriellen Schutz bieten. Es ist daher wesentlich, das *Exsudat* als ein *lebensfähiges Milieu* zu erhalten, somit entfalten sich *körpereigene Heil- und Schutzfunktionen.* Der Folienverband erhält das Wundsekret und bietet damit einen aktiven antibakteriellen Schutz.

9.1 Handhabung des Folienverbandes

Reinigung und Vorbereitung des Geschwürs
Wie schon erwähnt, sind harte Nekroseteile vollständig mechanisch und keratolytisch zu entfernen. Um noch restliche Beläge aufzuweichen, wird mit NaCl-Wundbauschen hyperton vorbehandelt. Die Bauschen müssen kontinuierlich feucht gehalten werden. Die Wundauflage darf nicht austrocknen, sonst kommt es zur neuerlichen Belagsbildung. Das Geschwür ist ausschließlich mit *hypertoner NaCl-Lösung 2–5%ig* abzureinigen. H_2O_2 ist nicht zu empfehlen. Hypertone NaCl-Lösungen wirken stark Wasser/Sekret anziehend, und durch die kapillare Wirkung des Tupfers kommt es zur Verstärkung der Absorption von Wundsekret in den Tupfer – idealer Reinigungseffekt.

Da die Kochsalzlösung einen nachhaltigen Effekt aufweist, kommt es zur stärkeren Sekretbildung, dadurch zu einer rascheren Belagsablösung und Reinigung der Wunde. Ein gut getränkter *NaCl-Tupfer* soll ca. *5–10 Minuten einwirken.* Bei etwas stärker belegtem Geschwür wird mit höherer Konzentration begonnen (evtl. 5%, ist aber schmerzhaft!). Die umgebende Haut ist von Salbenresten oder Pasten sorgältig mit Seife zu reinigen (evtl. Bad). Vor dem Aufkleben des Folienverbandes ist die *Umgebung* ausschließlich mit *reinem Alkohol* zu *entfetten* – Wundbenzin und Hautdesinfektionslösungen führen zu Hautirritationen. Zu beachten ist, daß die Reinigung der Haut mit einer gewissen Sorgfalt zu geschehen hat, das heißt nicht zu stark andrücken bzw. abreiben. Die Haut wird dann mit einem trockenen Tupfer nachgetrocknet.

9.1.1 Verbandstechnik

Foliengröße: Es muß die Wahl der richtigen Foliengröße getroffen werden, das heißt, sie muß mindestens *3–5 cm über* den *Wundrand* hinausragen.

Den Folienverband in einem Stück auf bestimmte Körperregionen aufkleben (z. B. Fersen) wäre verbandstechnisch nicht möglich. Durch die Wölbung entstehen Falten bei der Applikation des Verbandes, und dadurch kommt es zum Austritt von Wundsekret. Wir verwenden den *Folienverband* mit den Größen *10 × 14 cm* und *15 × 28 cm,* wobei dieser – egal welche Lokalisation – in die Hälfte oder zu mehreren *Streifen* geteilt wird.

Klebevorgang: Anfaßstelle auf die Haut auflegen und Schutzfolie ca. 1 cm abziehen (Abb. 9a). Schutzfolie langsam abziehen, wobei zu beachten ist, daß die Folie unmittelbar auf die Haut anzudrücken ist (Abb. 9b). Das Abziehen der Schutzfolie sowie das Ankleben der Folie haben in einem Arbeitsgang zu erfolgen. Wird die Folie von der Haut abgezogen, so kann diese nicht mehr aufgeklebt werden (Klebefläche hat keine Haftung mehr). Ist ein Streifen aufgeklebt, so wird der nächste Verband mit ca. 1 cm Überdeckung darübergezogen (Abb. 9c). In dieser *Dachziegelformation* ist das Geschwür zu verschließen. Die Haltestreifen sind bei der Perforierung abzutrennen. Mit dieser *Streifentechnik* ist ohne Problem ein faltenfreier Verband anzulegen, womit gewährleistet ist, daß das Wundsekret erhalten bleibt. Der Verband soll mindestens 24 Stunden dicht sein. Auch bei anderen Applikationsmodellen der Folienverbände, ist die *Streifentechnik* unbedingt beizubehalten.

Es ist unbedingt zu beachten, daß:

a) Wundsekret nicht in die Umgebung verwischt wird; die Folie haftet nicht mehr
b) keine Spannung angewandt wird (Folie nicht straff anziehen!)
c) keine Hautfalten entstehen
d) der Wundverband keine Falten aufweist

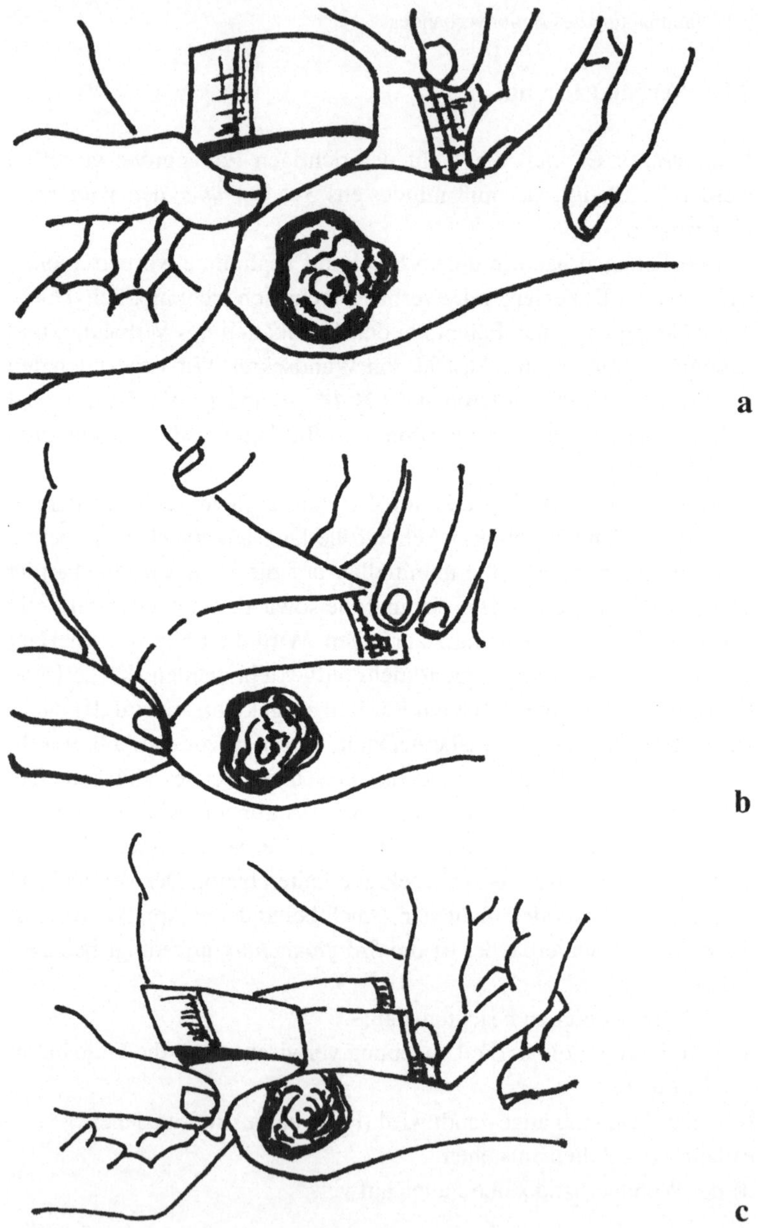

Abb. 9 (a–c). Exaktes Aufkleben der Folienstreifen gewährleisten einen dichten Wundverband, und das Sekret bleibt erhalten

Bei einem Dekubitalgeschwür im *Kreuz-Steißbeinbereich* werden die *Folienstreifen* in der *vertikalen Richtung* aufgeklebt. Dadurch wird ein Abheben in der Analfalte vermieden (Abb. 10).

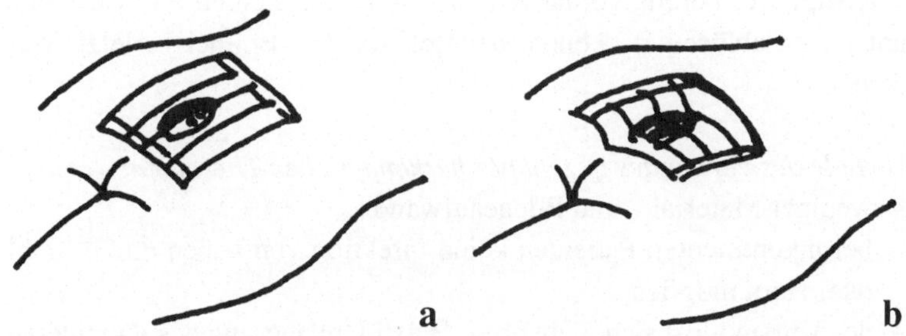

Abb. 10. Richtiges (**a**) und falsches (**b**) Aufkleben der Folienstreifen bei einem Dekubitalgeschwür im Kreuz-Steißbeinbereich

Während der Folientherapie ist unbedingt darauf zu achten, daß das Epithel vom Wundrand so lange zurückgehalten wird, bis die Geschwürsmitte das Hautniveau erreicht hat. Wird das vernachlässigt, kann sich ein wulstartiger Rand bilden, was eine vollständige Heilung nicht mehr zuläßt und mit einer Fistel endet. Ist das Randwachstum schneller als der Wundgrund, muß mittels Pinzette das Epithel abgezogen werden. Es kann auch mit einem Lapisstift verschorft werden.

Unter dem Wundverband sammelt sich nun Exsudat an. Das ist vollkommen normal. Das Wundsekret ist zunächst klar und strohfarben, später, durch Zersetzung von totem Gewebe, wird es trübe und dunkelbraun. Bei vermehrter Exsudatbildung (zu Beginn der Therapie) kommt es zum *Austreten von Wundsekret,* da sollte der *Wundverband gewechselt* werden. Ein Abpunktieren ist wegen Setzung der Blutung nicht zweckmäßig.

9.1.2 Entfernen des Folienverbandes

Das Ablösen des Folienverbandes während der Therapie geschieht folgendermaßen:
– Folie am Rand vorsichtig ablösen
– mit nassem NaCl-Tupfer *Klebefläche* und *Haut gut anfeuchten* und *langsam abziehen*
Wichtig: Bei bereits vorhandenem Epithel auf keinen Fall die Folie unter Zug ablösen, es könnte dadurch frisches Epithel verletzt werden!

Vorteile des Verbandes gegenüber herkömmlichen Therapien:
– weniger Material – und Pflegeaufwand
– bei inkontinenten Patienten keine Infektion von außen durch Stuhl oder Harn möglich
– der Verband löst sich nicht ab, z. B. bei Umlagerung des Patienten – Patient kann auch baden
– durch die Transparenz des Verbandes kann jederzeit eine Kontrolle der Wunde vorgenommen werden
– Patienten empfinden den Verband als sehr angenehm
– rasche Abheilungstendenz
Nachteile: sind uns bisher keine bekannt

Zusammenfassend: Die *Wundheilung* beruht auf einem *physiologischen Prozeß,* wobei diese Verbandsmethode den Heilungsverlauf in keiner Weise stört, sondern die idealen Voraussetzungen für einen *raschen Heilungsverlauf* ermöglicht. Dazu kommt, daß die Folie *kostengünstig* ist, außerdem besteht ein viel geringerer pflegerischer Aufwand gegenüber anderen Methoden.

Der entscheidende und wesentliche Vorteil besteht aber darin, daß mit dieser Therapieform von Beginn an eine *Wundreinigung* und *Granulation* möglich ist.

Sicher erfordert es bei einigen Kolleginnen und Kollegen noch ein Umdenken auf diese Behandlungsart, doch selbstgemachte Erfahrungen sind dann überzeugend.

Wir haben die Aufgabe, bei der Dekubitusprophylaxe und -therapie

Optimales zu leisten, was schlußendlich dem Patienten zugute kommt.

Weitere Indikationen für den Folienverband:
– *Ulcus cruris*
– Spalthautentnahmestellen
– Brandverletzungen
– postoperative Verbände

Ähnliches Verbandsmaterial:
Hydroaktive Wundplatten (Varihesive®, Comfeel® o. ä.)

10. Was ein(e) dermatologische(r) Schwester/Pfleger wissen soll!

1. THERMISCHE UND CHEMISCHE HAUTSCHÄDEN
2. INSEKTENSTICHE, ZECKENBISSE
3. ANAPHYLAKTISCHER SCHOCK

10.1 Thermische Schäden

Sonnenbrand: Grad I (Rötung), Grad II (Blasenbildung!)
   Therapie: fett-feuchte Verbände (indifferent – Eucerin o. ä.). Cortison und Antihistaminika sind weitgehend oder ganz unwirksam

Verbrennung:
Therapie: siehe Seite 64

Verbrühung:
Therapie: kaltes Wasser, sterile Abdeckung; weiteres siehe *Verbrennung*

Erfrierungen:
Therapie:
1. Rasches Auftauen (warmes Wasser)!
2. Erwärmung von innen (heiße Getränke)
3. Lokal trocken halten (feuchte Gangrän verhindern)
4. Antibiotika

10.2 Chemische Schäden

Verätzungen: Wir unterscheiden nach Art der Chemikalien zwischen einer Säure- oder Laugenverletzung.
   Therapie: **Immer reichlich spülen mit Leitungswasser!**
Wenn gleich vorhanden: Neutralisation
- verdünnte Sodalösung bei Säureverätzung
- Essiglösung bei Laugenverletzung

10.3 Insektenstiche

Insektenstiche: Bienen, Wespen, Hornissen, Hummeln, Ameisen
   Therapie: fett-feuchte Umschläge (Cremen)
   Bei allgemeinen Symptomen: Schockbehandlung (Adrenalin, Corticoide, evtl. Intubation wenn nötig), bei Auftreten einer *Urticaria* Gabe von Antihistaminika.
   Bei Stichen im Respirationstrakt, also Zunge, Mund oder Rachen (Insekt wird meist ohne zu wissen beim Trinken verschluckt):
   Sofortmaßnahmen: Lutschen von Eiswürfeln!
So rasch wie möglich einen Arzt aufsuchen!
Massives Ödem kann zur Erstickung führen!

10.4 Zeckenbisse

Allgemeines: Biß verläuft meist unbemerkt (schmerzlos).
   Aussehen: Eingebohrte Zecke erscheint als mehrere Millimeter großer, elliptischer, je nach Stand der Blutaufnahme verschieden, prall gefüllter bläulichbrauner Sack.
   Therapie: Zecke mit Öl oder N_2 abtöten, *Herausdrehen* mit einer

Pinzette! **Nicht herausziehen – Kopf wird abgerissen** (Entstehung eines Zeckengranuloms). Gegen den Uhrzeigersinn drehen!

Um nicht an durch die Zecke übertragene FSME zu erkranken, wird in Risikogebieten Österreichs die Schutzimpfung empfohlen – Borreliose!

10.5 Anaphylaktischer Schock – Typ-I-Reaktion

Kurz ist eine Sofortreaktion des Körpers z. B. bei einer Medikamentenunverträglichkeit oder nach Insektenstich. Diese Allgemeinreaktion kann sich in Sekundenschnelle entwickeln. Oft kommt es gar nicht zur Lokalreaktion.

Symptome: brennendes Hitzegefühl in und unter der Zunge; evtl. auch im Rachen.
– Juckreiz am Gaumen, Hand- und Fußsohlen, Niesen, Atemnot, Rötung oder Ausschlag
– Kreislaufkollaps (graublasse Cyanose, Blutdrucksenkung, Tachycardie, Bewußtlosigkeit, Erbrechen usw.)

Sofortmaßnahmen – Schocktherapie: Bei dieser schweren Symptomatik ist keine Zeit zu verlieren. Der Ausgang entscheidet sich unter Umständen in den ersten Minuten.
– Bereitstellung des vollständigen Notfallkoffers (monatliche Überprüfung des Inhaltes) sowie Sauerstoffgerät, Sauger und Ambubeutel
– bei Herzstillstand unverzüglich mit Herzmassage und Mund-zu-Mund-Beatmung beginnen
– venösen Zugang schaffen

Ausführliche Information unserer Allergieambulanz über die Symptomatik und Medikation bei anaphylaktischen Reaktionen siehe Tabelle 1:

Tabelle 1. THERAPIE DER ANAPHYLAXIE

1. *Ausgedehnte Lokalreaktion* (nach Insektenstichen oder Injektionen
   bei Immuntherapie)
   Zur Verminderung weiterer Antigenresorption: wenn möglich Stau-
   binde proximal der Reaktionsstelle; bei Satellitenquaddeln Um-
   spritzung mit 0,25–1,0 ml Adrenalin 1 : 1000 subcutan, bei Kindern
   0,1 ml pro 10 kg Körpergewicht.
   Antihistaminica per os: z. B. Fenistil® 20–30 gtt, evtl. i. v., lokal
   kühlende Salben mit Corticoidzusatz. Genaue Beobachtung!
2. *Beginnende Systemreaktionen*
   a) Pruritus (besonders Handflächen, Fußsohlen, Gaumen und Zunge), Urticaria, Quinckeödem: Antihistaminica (H1-Blocker)
   – z. B. Clemastin (Tavegyl®) 2–4 mg oder Diphenhydramin (Di-
   bondrin®, 30–60 mg bei Erwachsenen, bei Kindern die Hälfte).
   b) Bei Übelkeit ebenfalls Antihistaminica
   c) Bei beginnendem Asthma bronchiale:
   – Betasympatomimetische Sprays (z. B. Medihaler Isoforte
   Spray®)
   – Aminophyllin (Euphyllin®) 240 mg i. v., bei Kindern 5 mg pro
   kg Körpergewicht
   – evtl. 0,3–0,5 ml Adrenalin (Suprarenin®) 1 : 1000 subcutan.
3. *Schwere Systemreaktion* (deutlicher Blutdruckabfall, Tachycardie,
   Benommenheit oder Bewußtlosigkeit, starker Bronchospasmus
   usw.)
   – Adrenalin (Suprarenin®) 1 : 1000: 0,3 ml in 10 ml 0,9%iger
   NACL verdünnen (mischen!) und sehr langsam i.v. injizieren.
   – Aminophyllin: ca. 5 mg/kg KG als Kurzinfusion, dann 0,5
   mg/kg/KG/Stunde und
   – Antihistaminica (Dosierung siehe oben).
   – Corticosteroide (Solu-Dacortin® oder Urbason solubile®) 100–
   250 mg (bis 1000 mg) i.v.
   – Plasma-Expander (Rheomacrodex®, Hämaccel®, Laevodex®
   Übrige Therapie entsprechend den allgemeinen Regeln der Schock-
   bekämpfung.
   – kein Calcium! (Gefahr von cardialen Arrhythmien bei gleichzei-
   tiger Adrenalingabe)

11. Verbrennung und Brandverletzung

11.1 Verbrennung

Allgemein: Verbrennungen sind akute Hitzeschäden der Haut. Je nach Grad der Schädigung trifft man folgende Einteilung.

Grad I: Rötung, heilt ohne Narben

Grad II: Rötung mit Blasen, sehr schmerzhaft, heilt ohne Narben

Grad III: Koagulationsnekrose verschiedener Tiefe; genaue Beurteilung erst nach 24 Stunden möglich

Unterscheidungsmöglichkeit: Nadelstich wird in drittgradig verbrannten Arealen nicht verspürt. Heilt mit Narben!

Grad IV: Verkohlung

Der *Schweregrad der Verbrennung* ist abhängig von der *Temperatur* und *Einwirkungsdauer.* Flüssigkeiten mit hohem Wärmespeichervermögen z. B. Teer, Öl o. ä. setzen schwerere Schäden (drittgradig).

Beachte: *Ausgedehnte Verbrennungen* führen beim Patienten zu *allgemeinen Symptomen:* Verbrennungsschock, Verbrennungskrankheit.

Ausgelöst wird dieser Schock vor allem durch Schmerzen und Flüssigkeitsverlust ins Gewebe. Hier ist eine intensive Therapie bzw. Überwachung des Patienten von großer Wichtigkeit.

11.2 Brandverletzung

Erste-Hilfe-Maßnahmen am Unfallsort:
- Verbrennungsausmaß feststellen (Handfläche 1%)
- *KALTES WASSER* – nur fließendes Leitungswasser
- steriles Abdecken der Verbrennungswunde (Infektionsgefahr!) – nicht immer möglich
- keine Entfernung von Kleidungsstücken, wenn festklebend
- Schmerzbekämpfung
- orale Flüssigkeitszufuhr: Wasser oder Tee
- bei Verbrennung im Respirationstrakt – Patientenüberwachung – Gefahr der Ödembildung!
- bei Augenbeteiligung – steriler Verband für beide Augen
- Starkstromverletzung – Wiederbelebung (besonders lange)

Klinische Erstversorgung von Brandwunden:
Wichtig: steriles Arbeiten!
- locker anliegende Nekrosen entfernen
- Blasen abtragen oder steril abpunktieren
- Lokaltherapeutikum *(Creme)*, Salbengitter, steriler Verband
  Beachte: *keine Salbenverbände:* – Wärmestau – schlechte Wundheilung – Mazeration von erhaltenen Epithelinseln.
- Verbrennung am Kopf – Haare entfernen
- Ruhigstellung der Gelenke (Schiene, Gipslongette), Hochlagerung
- Tetanusprophylaxe

Weitere Therapie von Brandwunden
- Sterilität bewahren
- evtl. Baden der betroffenen Extremität mit desinfizierenden Lösungen (Betaisodona®); der Patient kann zugleich leichte Bewegungsübungen durchführen
- Salbengitter, evtl. antibiotische Salbe (Vermeidung einer Sekundärinfektion)
- drittgradige Areale chirurgisch abtragen und Deckung mit Meshtransplantaten. Bei Verbandswechsel auf Sterilität achten, um ein Abstoßen des Transplantates zu verhindern!

Transplantatstellen sind mindestens ein Jahr nicht der Sonne auszusetzen, dadurch wird eine unregelmäßige Pigmentierung der Haut verhindert!

Versorgung einer Brandverletzung mit Folienverband – nur bei I° – oberflächlich II°!
– betroffenes Areal reinigen und desinfizieren
– Blasen steril abpunktieren oder entfernen
– Folienverband (Op Site Flexigrid®.)
– Verbandswechsel je nach Sekretbildung und Dichtheit der Folie

Teerverbrennung
Die Teerauflage ist mit spez. Lösung vollständig zu entfernen. Rezeptur siehe Seite 24.

12. Dermatologische Untersuchungen

MIKROSKOPISCHE UNTERSUCHUNGEN
- GO
- Tricho
- Spirochäten
- Chlamydien
- Pilzbefund, Candida
- Milbennachweis
- Tzanck-Test
- Trichogramm

AUFLICHTMIKROSKOPIE
WOODLICHT
DOPPLER-ULTRASCHALLGERÄT
PROKTOSKOPIE
PLETHYSMOGRAPH

DERMATOCHIRURGIE
Exzision
Hautstanze
Elektrokaustik, Koagulation
Hautfräse
Exkochleation

PHYSIKALISCHE HAUTTHERAPIEN
Infrarotbestrahlung
Ultraviolettbestrahlung
Röntgenbestrahlung

Kryotherapie
Dermojet
Ulrichstempel
Laser
Medizinische Bäder

12.1 Mikroskopische Untersuchungen

Durchführung:

GO-Kultur: Ausstrich der Platinöse auf Nährboden. Petrischale in Gas-Pak Anerobiertopf mit Gas-Pak-System umgekehrt einlegen (Serologie-Labor) – ist keine mikroskopische Untersuchung!
GO-Abstrich:
– Objektträger
– Hitze fixieren (3mal langsam durch die Flamme ziehen)
– Methylenblau färben (15 Sekunden), mit Aqua dest abspülen und Filterpapier nachtrocknen
Tricho:
– Objektträger
– ein gtt Aqua dest
– Deckglas – Betrachtung im Dunkelfeld/Phasenkontrast
Spirochäten: zur Sekretgewinnung mit Holzstäbchen Ulcus vorsichtig abschaben (keine Blutung setzen)
– mit Spirokapillare Sekret aufnehmen und auf Objektträger aufblasen
– Deckglas
– Dunkelfeldmikroskop
Chlamydien:
– Deckgläser und Kultur (Immunologisches Labor)
– Vorgang wie GO-Abstrich
Pilzbefund, Candida:
– mit Skalpell befallene Hautareale (Nägel) abschaben und auf Objektträger geben

- ein gtt Kalilauge
- Deckglas
- dies in Glaswanne mit Aqua dest einlegen (muß aufweichen)
- Objektträger beschriften
  Milbennachweis:
- Milbe auf Objektträger, darüber Deckglas
  Tzanck-Test:
  Durchführung:
- Ausstrich eines Bläschens mittels Knopf-Meißelsonde (Pemphigus)
- weiteres wie GO-Nativ-Abstrich
  Trichogramm:

Beim Trichogramm wird mit einer Epilierpinzette ein kleines Büschel Haare ausgerissen, um im Mikroskop das Verhältnis von Anagen- zu Telogenhaaren zu ermitteln.

12.2 Auflichtmikroskop

Das Auflichtmikroskop dient zur Diagnosestellung pigmentierter Läsionen fraglicher Malignität.

12.3 Woodlicht

Woodlicht ist eine UV-Lichtquelle, die einerseits bei gewissen Infektionskrankheiten (Mikrosporie, Erythrasma) eine spezifische keimbedingte Fluoreszenz zeigt und andererseits hypo- und depigmentierte Hautareale besonders gut darstellt.

12.4 Doppler-Ultraschallgerät (Pocket)

Mit diesem Instrument kann die Schwere und Lokalisation eines Arterienverschlusses, einer Beckenvenenobstruktion sowie die Klappeninsuffizienz in oberflächlichen und tiefen Beinvenen festgestellt werden. Das Prinzip der Methode besteht darin, daß Ultraschallwellen, die transcutan auf ein Gefäß treffen, durch die Partikel des strömenden Blutes mit einer Frequenzverschiebung reflektiert werden. Die Größe der Dopplerverschiebung und die Tonhöhe des akustischen Signals entspricht der Geschwindigkeit des Blutes im untersuchten Gefäßabschnitt. Ausgewertet wird das akustische Signal.

Was kann mit dem Dopplergerät diagnostiziert werden:
a) Systolischer Knöchelarteriendruck
b) Klappeninsuffizienz
c) Beckenvenenthrombosen (schwer)
   Anwendungsmethode:
Die Haut muß im gesamten Untersuchungsbereich evtl. auch Transduzerspitze ausreichend im Kontaktgel (Aquasonic®) bedeckt werden.
   Beachte: Transduzer enthält empfindliche keramische Kristalle; um Beschädigungen zu vermeiden, ist er gegen Stoß oder Fall zu schützen.

12.5 Proktoskopie

Die Proktoskopie ist eine rektale Untersuchung. Sie dient zur Diagnosestellung und Therapie im Enddarm, z. B. bei Analekzemen, Condylomen, Analfissuren, Hämorrhoiden und ähnlichem. Der Apparat besteht aus einem Handgriff mit Lichtquelle und auswechselbaren Ansatzstücken.

Durchführung:
– Lagerung des Patienten in Steinschnittlage (verstellbarer Stuhl)

– Bereitstellen des betriebsfertigen Proktoskops; weiters Untersu-
  chungshandschuhe, Gummifingerlinge, Gleitmittel und Tupfer

12.6 Plethysmographie

Der Zweikanal-Plethysmograph (Medimatik®) ermöglicht eine gleich-
zeitige, beidseitige Messung der Blutzirkulation der ischämischen Extremitäten (Finger und Zehen). Mit dem Gerät kann auch der distale
systolische Druck, aber auch der venöse Blutstrom quantitativ bestimmt werden.

13. Dermatochirurgie

13.1 Exzision

Die Exzision spielt in der Dermatologie eine besondere Rolle, da sie an der Haut leicht vorgenommen werden kann und das entnommene Material aufschlußreiche Information bezüglich Diagnosestellung bietet (Histologie).

Man schneidet ein sogenanntes „Schiffchen" aus dem Gewebe (Größe ca. 0,5–1 cm).

Instrumentarium:
Skalpellgriff mit Klinge
Ein- oder Zweizinker
Feine gebogene Schere
Feine gebogene Präparierschere
Anatomische Adsonpinzette
Chirurgische Adsonpinzette
Gefäßklemme
Tuch
Nadelhalter
Fadenschere
Einmalspritzen mit Nadel
Lokalanästhetikum
Schale für sterile Lösung
Tupfer
Abdecktücher

OP-Handschuhe
Nahtmaterial

13.2 Hautstanze

Die Gewebsentnahme wird mittels Einmalstanzen 2–6 mm durchgeführt. Die Stanze wird auf die Entnahmestelle aufgesetzt und durch drehende Bewegung ein Gewebsteil herausgestanzt. Die entstandene Wunde kann genäht werden, oder man läßt sie ausgranulieren.

Versorgung des Biopsiematerials:
  Für Histologie: in Formalin einlegen
  Für Immunfluoreszenz: in Alufolie einwickeln und Einlegen in N_2
  Anhand des Befundes wird die Diagnose erstellt bzw. gestellte Diagnosen bestätigt.

13.3 Elektrokaustik, Koagulation

Dieses Gerät verwendet man zur Koagulation und zur Blutstillung.
  Der Einsatz von verschiedenem Zubehör, Schlingen-, Nadel-, Kugel- oder Koagulationselektroden, ermöglicht einen vielseitigen Anwendungsbereich.
  Zum betriebsbereiten Apparat gehört ein Handgriff und eine Neutralelektrode. Der Kabelverbindung zwischen dem elektrochirurgischen Gerät, Neutralelektrode und Patienten ist besondere Aufmerksamkeit zu widmen. Die Bedienungsanleitung ist durchzulesen.
  Beachte: Neutralelektrode muß gut anliegen (Verbrennungsgefahr!). Vorsicht mit entflammbaren Stoffen (Chloräthyl®). Bei Patienten mit Schrittmacher ist keine Kaltkaustik möglich (evtl. Rücksprache mit Kardiologen).

13.4 Hautfräse (Abrasion)

Der Apparat wird, wie schon der Name sagt, zum Schleifen oder
Fräsen eingesetzt. Als Ansatzstücke gibt es Diamantscheiben, Fräsen
und Bürsten in verschiedener Ausführung und Größe.
  Anwendungsbereich:
– Fräsen von Tätowierungen
– Schleifen von Narben (Akne)
– Bürsten von Einsprengungen

13.5 Exkochleation (Curettage)

Nach vorheriger Vereisung (Chloräthyl®) der Haut werden oberflächli-
che Gebilde wie aktinische Keratosen, Warzen usw. mit einem schar-
fen Löffel abcurettiert.

14. Physikalische Hauttherapien

INFRAROTBESTRAHLUNG
ULTRAVIOLETTBESTRAHLUNG (UVA, UVB)
RÖNTGENBESTRAHLUNG
KRYOTHERAPIE (STICKSTOFF)
DERMOJET (HAUTJET)
ULRICHSTEMPEL
LASER
MEDIZINISCHE BÄDER

14.1 Infrarotbestrahlung

Die Bestrahlung dient zur Reifung von Abszessen, Furunkel, Karbunkel o. ä.

Handhabung:
Gerät in einem Abstand von ca. 50 cm vom Patienten aufstellen
Bestrahlungszeit max. 10–15 Minuten
   Beachte: Patient muß bei Bestrahlungen im Gesicht die Augen schließen oder eine Schutzbrille tragen.

14.2 Ultraviolettbestrahlung

Allgemeines: Wir unterscheiden zwischen einer UVA- und UVB-Strahlung.

UVA macht eine Direktpigmentierung.
UVB erzeugt ein Erythem.

UVA in Kombination mit Psoralen® (lichtsensible Substanz) kann oral sowie lokal (Meladinine) verabreicht werden und wird als *Photochemotherapie* bezeichnet.

Bestrahlungsgeräte gibt es in Ausführungen, wie wir sie bezeichnen, als „Lieger" oder „Steherkabinen". Diese sind mit Leuchtstoffröhren unterschiedlicher Anzahl bestückt. Gemessen wird die Strahlungsintensität (Output) in Joule. Bestrahlungszeit: 1 Min., Steigerung bis 15 Min.

Bestrahlungstherapie:

UVB: Keine Vorbereitung des Patienten nötig; evtl. vorher einfetten mit Basunguent (Indikation: Psoriasis, Neurodermitis).

PUVA (Psoralen® Kps. + UVA): Vor Bestrahlungsbeginn Bestimmung eines kompletten Blutbildes, Leberbefunde, Augenuntersuchung, Ausschluß einer Schwangerschaft.

Psoralenkapseln® werden, um ein Auftreten von Übelkeit zu vermeiden, mit Joghurt oder Milch eingenommen.

PUVA-Test: Bestimmung der Strahlenempfindlichkeit mittels *Lichttreppe* (Gesäßbereich). Der Test ist nach 4 Tagen abzulesen.

Beachte: Testareale in dieser Zeit nicht lokal behandeln!

Während dieser Therapie darf sich der Patient den ganzen Tag keiner zusätzlichen Sonnenbestrahlung aussetzen. Wegen der Lichtempfindlichkeit muß er auch eine gute *Sonnenbrille* tragen. *Antikonzeptionsschutz* ist anzuraten. Indikationen: Psoriasis u. v. a.

14.3 Röntgenbestrahlung –
nur mehr bei speziellen Indikation

In der Dermatologie kommen nur Weichstrahlen zum Einsatz. Verschiedene Tubus und Filter bestimmen die Strahlenstärke. Die Eindringtiefe der Strahlen beträgt maximal 2–3 cm.

Wirkung der Strahlen: entzündungshemmend, Zerstörung von Gewebe.

Gesamtdosis der Strahlenbelasung beträgt 2 000 r. im Jahr. Bestrahlt wird jeden 2.–3. Tag. Die gesunde Haut ist exakt mit Bleiplatten abzudecken.

Indikationen: Keloide, *Mykosis fungoides* u. ä.

14.4 Kryotherapie

Zur Vereisung der Haut wird flüssiger Stickstoff verwendet (–180°C).
Indikationen: Vereisung von Warzen und Keratosen u. ä.
Die Therapie erfolgt mit einem Wattestäbchen (Stieltupfer). Dieses wird in flüssigen Stickstoff (Thermokanne) eingetaucht und auf die zu vereisende Stelle aufgedrückt oder gewischt.

Kryoapparat:
Dieses Gerät besteht aus einem Behälter, wo ca. 8–10 Liter Stickstoff einzufüllen sind. Über einen Digitalanzeiger kann die gewünschte Temperatur abgelesen werden. Ist diese erreicht, wird mit einem Handstück die betreffende Stelle vereist.

14.5 Dermojet

Mit dem Dermojet werden mit Hilfe von Druckluft flüssige Medikamente in die Epidermis geschossen.
Indikation: Therapie von Narbenkeloiden
Ähnlicher Effekt ist auch durch Intrakutaninjektionen möglich.

14.6 Ulrichstempel

Der Ulrichstempel ist ein Nadelapparat. Er führt in einer Metallhülse einen Bolzen mit Stahlnadeln, wobei diese mittels Feder auf die Haut geschnellt werden können. Diese Stahlnadeln dringen ca. 1–2 mm tief in die Haut ein. Die Punktionsstelle darf nicht bluten. Eine solche Nadelung wird durchgeführt, um Substanzen (BCG-Impfstoffe) in die Haut einzubringen, wobei an dieser Stelle eine bestimmte Reaktion auftritt. Zu vergleichen wäre diese Methode mit dem Tine-Test.

14.7 Laser

Definition:
LASER = **L**ight **A**mplification by **S**timulated **E**mission of **R**adiation
Lichtverstärkung durch angeregte Ausstrahlung

Durch Laserlicht, und zwar mit einer spezifischen Wellenlänge von 480 und 515 nm (Argonlaser), wird Melanin und Hämoglobin in der Haut bis in eine Tiefe von max. 1 mm durch Hitzeeinwirkung verödet bzw. verkocht. Die Hautoberfläche bleibt verschont (siehe Abb. 11).

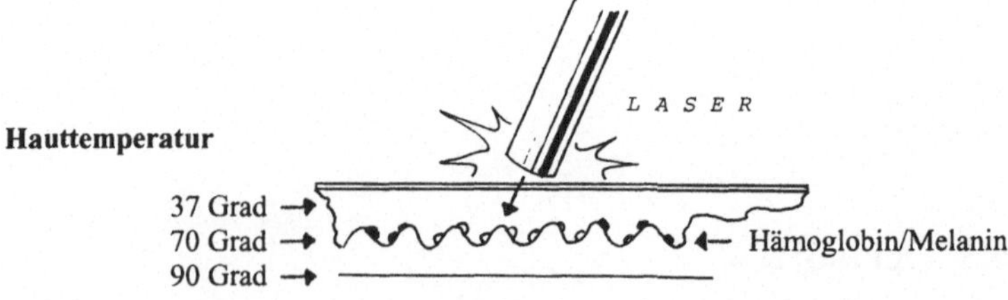

Abb. 11. Bei dieser schematisch dargestellten Skizze ist zu erkennen, daß durch den Laserstrahl in der Haut Hämoglobin oder Melanin verschorft wird

Indikationen: Naevus flammeus, Spidernaevi, Angiome usw.

Beachte: Der Patient und alle im Raum befindliche Personen müssen unbedingt Laserschutzbrillen tragen (Augenschädigung).

14.8 Medizinische Bäder

In medizinischen Bädern sind bestimmte Zusätze, die sowohl eine *prophylaktische,* aber hauptsächlich eine *therapeutische Wirkung* haben. Die Auswahl des Zusatzes hängt vom Hautzustand bzw. von der Diagnose des Patienten ab. Bei der Zubereitung dieser Bäder ist unbedingt darauf zu achten.

1. *Richtige Dosierung des Badezusatzes* (siehe Gebrauchsanleitung oder Beipack)
2. *Wassermenge:*
   Vollbad ca. 90–120 Liter
   Sitzbad ca. 20–30 Liter
   Fußbad ca. 10–20 Liter
3. *Badedauer:* maximal 15–20 Minuten

Um einen therapeutischen Effekt zu erzielen, ist die *Menge des Zusatzes* mit der *Wassermenge* abzustimmen. Eine Überdosierung ist nicht zu empfehlen, da es sich eher nachteilig für den Patienten auswirken könnte (Hautreizung). Auch die „Schußmethode" ist vollkommen abzulehnen; kostet nur Geld, hat aber außer einer optischen Wirkung für den Patienten keinen therapeutischen Effekt.

Häufig verwendete Zusätze:
1. *Extrakte, Aufgüsse:*
   Kamillosan® (entzündungshemmend, reizmildernd)
   Eichenrindenextrakt (adstringierend)
2. *Antiseptica:*
   Betaisodona®, Dodeman® (desinfizierend)

3. *Öle, Milch:*
   Balneum Hermal®, Pevaryl® (rückfettend)

Wegen der Verschmutzung der Wannen durch färbende Zusätze (Kamillosan® o. ä.) verwenden wir zu deren Auskleidung *Plastikfolien,* die sich bestens bewähren.
Weitere *Vorteile:*
– kein Reinigen und Desinfizieren zwischen den einzelnen Bädern
– immer eine hygienische Wanne, was Hautpatienten sehr schätzen

15. Allergologische Testmethoden

PRICKTEST
INTRACUTAN-TEST
REIBETEST
PROVOKATIONSTEST
EXPOSITIONSTEST
EPICUTAN-TEST
PHOTOPATCH-TEST
KÄLTE-WÄRME-DRUCK-TEST
IMMUNBLOCK
ALLERGOLOGISCHE BLUTTESTS RAST/PRIST

15.1 Pricktest

Beim Pricktest wird durch einen auf die Haut gebrachten Tropfen des Allergenextraktes (z. B. Pollen, Hausstaubmilbe, Tierhaare usw.) eine kleine Stichverletzung mittels Lanzette gesetzt (Innenseite der Unterarme oder Rücken).

An jeder Unterarmseite lassen sich bis maximal 14 Proben ausführen. Ablesung nach 10 Minuten; positive Reaktion: juckende Quaddeln mit rotem Hof. Messung von Quaddel und Erythem.

Wichtig: Patient sollte nicht unter Antihistamin- oder Cortisontherapie stehen.

15.2 Intracutan-Test (Durchführung nur bei negativem Prick)

0,1 ml des zu testenden Allergenextraktes werden streng intracutan mit einer Tuberculinspritze auf dem Rücken oder den Beugeseiten der Unterarme der zu untersuchenden Person injiziert. Die Ablesung erfolgt ebenfalls nach 20 Minuten.

15.3 Reibetest

Testmaterialien (Nahrungsmittel, Tierhaare usw.), die vermutlich beim Patienten eine allergische Reaktion hervorrufen, reibt man ca. 30 Sekunden auf der Haut (Unterarm). Nach 15 Minuten ist die betreffende Reibestelle abzulesen, das heißt, sie ist auf eine allergische Reaktion zu beurteilen. Positive Reaktion: Follikuläre Quaddeln mit Juckreiz.

15.4 Provokationstest

a) *Nasale Provokation:* Hier wird das Allergen mittels Zerstäuber auf die Nasenschleimhaut appliziert.

b) *Pulmonale Provokation:* Mit einem Inhalationsgerät wird das Allergen dem Patienten zugeführt; wird wegen Gefahr der Auslösung eines Status asthmatikus bei uns derzeit nicht durchgeführt.

15.5 Expositionstest

Man verabreicht dem Patienten unter Aufsicht (Gefahr eines anaphylaktischen Schocks) das vermutete auslösende Allergen, meist in Form einer pharmazeutischen Substanz, und wartet eine Reaktion ab. Als prophylaktische Maßnahme ist vorher – um bei Eintreten eines ana-phylaktischen Schocks rasch zu handeln – ein intravenöser Zugang mit Tropfinfusion (NaCl) anzulegen.

15.6 Epicutan-Test

Pflaster mit den zu testenden Substanzen werden dem Patienten am Rücken aufgeklebt und 48 Stunden belassen. Abzulesen ist nach 48 und 72 Stunden und nach einer Woche.

Wichtig: Der Patient ist zu informieren, die Testareale während der Ablesezeit nicht zu waschen oder zu schmieren.

15.7 Photopatch-Test

Testsubstanzen werden epicutan, okklusiv am Rücken des Patienten mit Finn-Chambers® appliziert. Danach erfolgt die Belichtung mit UVA-Strahlung. Die Testreaktion wird sofort, nach 24, 48 und 72 Stunden abgelesen. Zur Kontrolle dienen unbelichtete Patch-Tests (= Epicutan-Test) sowie evtl. eine Bestrahlung der Haut ohne Applika-tion der Testsubstanzen.

15.8 Kälte-Wärme-Druck-Test

Der Kältetest geschieht durch Aufkleben von Eiswürfel auf die Haut; Wärme testet man mit einem Röhrchen warmen Wasser, das ebenfalls aufgeklebt wird; zur Druckerzeugung muß der Patient ein 5-kg-Ge-wicht auflegen (Achsel).

Ergometrie: Der Patient wird einer körperlichen Belastung ausgesetzt; das führt man mit dem in unserer Ambulanz aufgestellten Heimtrainer durch.

15.9 Immunblock

Intracutan und im Prickverfahren werden Antigene verschiedener Bakterienstämme, Pilze o. ä. dem Patienten an den Unterarmen appliziert. Man überprüft sozusagen die Abwehrreaktion des Körpers auf diese Substanzen. Wie schon erwähnt, sind auch hier die Testareale nicht abzuwaschen oder einzuschmieren, bis die letzte Ablesung erfolgt ist.

15.10 Allergologische Bluttests (in vitro)

PRIST Ges.IgE-Bestimmung (Immunglobulin E)
RAST spezifische IgE-Bestimmung (Hausstaubmilbe, Katze, Hund, Pferd, Schimmelpilze, Penicillin, Fisch, Ei, Milch, Biene, Wespe)
Wichtig: Nach Gabe, egal welcher Art von Injektionen o. ä., hat sich der Patient ca. 20 Minuten in der Klinik zur Kontrolle aufzuhalten. Als Regel bei Allergeninjektionen, gleichgültig, ob zur Therapie oder Diagnostik, läßt man den Patienten ca. $^{1}/_{2}$ Stunde im Warteraum unter Beobachtung.

16. Geschlechtskrankheiten (Venerische Erkrankungen)

Allgemeines: Die Bezeichnung *Venerologie* ist abgeleitet von Venus, Göttin der Liebe (ugs. Krankheiten der Liebe). Geschlechtskrankheiten sind Infektionskrankheiten, die vornehmlich durch Geschlechtsverkehr übertragen werden.

Man muß *zwei Krankheitsgruppen* unterscheiden:

1. *Geschlechtskrankheiten im engeren Sinne* (Krankheiten, die vom Gesetzgeber als Geschlechtskrankheiten definiert werden):
   - Gonorrhöe
   - Syphilis oder Lues
   - Ulcus molle (weicher Schanker)
   - Lymphogranuloma inguinale
   - Granuloma venereum

2. *Geschlechtskrankheiten im weiteren Sinne* (übertragbare Krankheiten der Genitalorgane, die nicht unter das Gesetz zur Verhütung von Geschlechtskrankheiten fallen):
   - Unspezifische bakterielle Urethritis
   - Chlamydienurethritis
   - Mykoplasmenurethritis
   - Condylomata acuminata
   - Hefepilzerkrankungen im Genitalbereich
   - Herpes genitalis
   - Parasitäre Erkrankungen – Filzlaus und Skabies

Durch die effiziente Therapie der Geschlechtskrankheiten haben diese den Schrecken weitgehend verloren, und schwere Komplikationen werden nur mehr selten gesehen.

Die *Diskriminierung Geschlechtskranker* ist leider noch ein aktuelles Problem, obwohl Geschlechtskrankheiten sich von anderen Infektionskrankheiten nur durch den Übertragungsmodus unterscheiden. Das führt dazu, daß die Patienten nicht selten ein schweres Schuldgefühl entwickeln. Schwestern und Pfleger werden immer wieder Anlaß haben, aufklärend und beruhigend sowohl auf die Kranken als auch auf deren Umgebung einzuwirken.

Können Pflegepersonen und Ärzte sich beim Umgang mit Geschlechtskranken infizieren?

Diese Frage wird immer wieder gestellt, vor allem bei der Pflege eines Syphiliskranken. Unter den Geschlechtskrankheiten ist die Syphilis auch die einzige, bei der eine minimale Chance besteht, sich im Rahmen der Pflegetätigkeit zu infizieren.

Sie ist aber nur dann gegeben, wenn man sich mit einer Kanüle oder einem Skalpell, an dem Blut des *unbehandelten* Kranken haftet, sticht bzw. schneidet.

Die Erreger von Syphilis sind außerordentlich empfindlich gegenüber Temperaturschwankungen, Austrocknung und Luftsauerstoff. Sie haben nur dann die Möglichkeit, sich erfolgreich in einem neuen Wirt anzusiedeln, wenn sie direkt von feuchtem, gleichmäßig warmem, sauerstoffarmem Schleimhautgewebe in gleichartig günstiges Milieu wechseln können. Diese Bedingungen sind beim sexuellen Kontakt am besten gewährleistet. An Gegenständen wie Handtüchern, Toilettenbrillen, Eßbestecken verlieren die Erreger sehr schnell ihre Infektionsfähigkeit.

Hygienische Maßnahmen im Umgang mit geschlechtskranken Patienten
Der ambulante Patient: Zur Diagnostizierung venerischer Erkrankungen gibt es folgende Untersuchungsmöglichkeiten:
a) *Abstriche* vom Genitalbereich zur Erregerbestimmung (mikroskopisch oder Kultur):
Dabei ist zu beachten: Platinöse ist vor und nach jeder Untersuchung auszuglühen!

Instrumente wie Spekula, Spateln u. ä. sind nach Gebrauch in üblicher Form zu desinfizieren und sterilisieren (Einlegen in 2%ige Desinfektionslösung – ca. 1 Stunde).

b) *Blutabnahme für spezifische Tests* (TPHA, VDRL):

Hierbei ist unbedingt vom Pflegepersonal darauf zu achten, bei der Abnahme *Einmalhandschuhe* zu verwenden (Infektion möglich). Das Blutröhrchen sowie Begleitschein ist mit grünem Punkt zu markieren (heißt infektiös).

Zur Blutsenkungsbestimmung eignen sich besonders Einmalgeräte, somit fällt ein nachträgliches Hantieren bzw. Waschen der Eprouvette weg. Ist der Patient ausreichend *behandelt,* besteht keine Gefahr der Ansteckung.

Der stationäre Patient: Hier bedarf es keiner besonderen hygienischen Maßnahmen.

Zimmer: Einzelzimmer nicht mehr üblich.

Sanitäre Anlagen: Die tägliche Reinigung mit wirksamen Desinfektionsmitteln in richtiger Konzentration ist ausreichend.

Wäsche: Wie üblich in Wäschesäcke entsorgen.

Geschirr: Waschen in Geschirrspülautomaten.

17. Psychische Betreuung des hautkranken Patienten

Eingangs erwähnte ich, daß zur Ausübung individueller und ganzheitlicher Pflege physische und psychische Bedürfnisse des Patienten einzubeziehen sind. Erfaßt werden diese Daten durch Führung einer Pflegedokumentation, die eine Pflegeanamnese, Pflegeberichte sowie Pflegeplanung aufweisen soll.

Bedingt durch den Aufwand an pflegerischen Maßnahmen, ärztlichen Anordnungen und nicht zuletzt auch die Bewältigung der immer mehr überhandnehmenden administrativen Tätigkeiten, bleibt der Pflegeperson immer weniger Zeit für die psychische Betreuung der Patienten. Dadurch fehlt für den Patienten häufig die Möglichkeit, sich mit jemandem auszusprechen bzw. seine Sorgen und Probleme einer Person seines Vertrauens mitzuteilen. Er fühlt sich daher manchmal mit seinen seelischen Problemen allein gelassen, was zu einer zusätzlichen Isolation des Patienen führen kann.

Der hautkranke Patient stellt diesbezüglich besondere Ansprüche, da dieser verstärkt psychisch belastet ist. Es ist eine Tatsache, daß eine Hauterkrankung, sei es nur vorübergehend oder in chronischen Stadien, den Betroffenen psychisch beeinflußt und belastet.

1. *Auffallen in der Gesellschaft;* bei sichtbaren Hauterscheinungen (Gesicht, Hände)
2. *Auslösen von Ekel* (Ansteckungsgefahr [!])
3. *Berufliche Schwierigkeiten* (wiederholte Krankenstände)
4. *Kontaktschwierigkeiten*

Alle diese Kriterien sind bei Hautpatienten in einem gewissen Maß vorhanden. Unsere Aufgabe als Schwester und Pfleger an einer Hautabteilung ist es, nicht nur den lokalen Befund bzw. Erkrankung wahrzunehmen, sondern den Patienten auch psychisch zu verstehen und wo es möglich ist, ihn zu beraten oder zu unterstützen.

17.1 Fallbeispiel

Zur Verdeutlichung, welchen physischen, psychischen und auch sozialen Problemen ein hautkranker Patient unterliegt, befragte ich einen stationären Patienten an unserer Klinik.

Der Patient ist männlich, 30 Jahre alt und leidet an einer Psoriasis seit dem 11. Lebensjahr.

Begonnen hat die Erkrankung mit einem etwa 5 cm großen Herd am rechten Knie. Von da an breitete sich die Krankheit innerhalb eines Jahres auf den ganzen Körper aus; einschließlich Gesicht und Hände. In Abständen von 6 Monaten war der Patient meist in stationärer Behandlung. Nach erstmaliger PUVA-Bestrahlung stellte sich eine 14monatige Besserung der Erkrankung ein, doch mußte er sich nach diesem Zeitraum wegen Verschlechterung des Hautzustandes wiederholt stationären Therapien unterziehen.

Nach Schulabschluß entschied sich der Patient für eine Lehre als Bäcker, die er auch $1^{1}/_{2}$ Jahre ausübte. Aufgrund einer Weisung des zuständigen Gesundheitsamtes mußte er aus hygienischen Gründen die Lehre beenden. Um weiter versichert zu sein, arbeitete der Patient als Hilfsarbeiter bei verschiedenen Bauunternehmen. Da sich der Patient immer wieder einer stationären Behandlung unterziehen mußte, bekam er nie eine fixe Anstellung. Er war dadurch gezwungen, nur mehr als Küchenhilfe in Hotels oder ähnlichen Betrieben aushilfsweise oder saisonweise zu arbeiten. Jedoch ein neuerlicher Krankenhausaufenthalt kostete ihn wieder die Stelle. Zum Bundesheer mußte er nicht einrücken.

Der Kontakt zu einer Freundin war meist nur vorübergehend. Sobald sie durch näheren Kontakt über die Hauterkrankung Bescheid wußte, verließ sie ihn wieder.

Dem Patienten war es auch teilweise nicht gegönnt, in Gastbetrieben zu essen, da er von Gästen angesprochen wurde, was er da auf den Händen habe und ob das ansteckend sei.

Der Patient war bis heute ein einziges Mal in einem Freischwimmbad. Derzeit verkehrt er mit Leuten der untersten sozialen Schicht, neigt stark zum Alkoholismus und beteiligte sich schon an kriminellen Handlungen (Diebstählen).

Zusammenfassend: Dieser Fall zeigt deutlich die Problematik, was hautkranke Patienten mit sich selbst durchmachen und welche Einflüsse und Widerstände die Umwelt ausübt.

Das Pflegepersonal hat also die Aufgabe bei der psychischen Betreuung von hautkrankheiten Patienten:

a) Aufbringen von viel Verständnis für eine Vielzahl von Problemen

b) Gutes Einfühlungsvermögen

c) Psychisch-physische Zusammenhänge erkennen

d) Gesprächsbereitschaft

18. AIDS

(Andrea Steinacher, Robert Zangerle)

Anfang 1981 wurden in den USA, Afrika und Europa fast gleichzeitig die ersten Fälle einer neuen ansteckenden Krankheit bekannt, die wenig später als AIDS (acquired immuno syndrome = erworbene Immunschwächekrankheit) bezeichnet wurde. Als Auslöser für AIDS gilt ein Virus, das HIV (human immunodeficiency virus = menschliches Immunschwächevirus). Ende 1993 schätzt man die Zahl der HIV-Infizierten (= HIV-Positive) in Österreich auf 6.000 bis 10.000, in der Schweiz auf 15.000 bis 20.000 und in Deutschland auf 60.000. In Österreich ist Mitte 1993 die tausendste Person an AIDS erkrankt, in der Schweiz sind bis zu diesem Zeitpunkt über 3.300 und in Deutschland 10.000 an AIDS erkrankt. Die meisten HIV-Infizierten sind bisher noch nicht an AIDS erkrankt, weshalb wir noch längere Zeit mit AIDS und dessen Folgen leben müssen. Jeder, der im Gesundheitsbereich beschäftigt ist, hat auf die eine oder andere Art mit HIV oder AIDS zu tun. Da es sich bei AIDS um eine neue Krankheit handelt ist keine Pflegeperson, sofern sie sich nicht in Ausbildung befindet, auf dieses Krankheitsbild und dessen Behandlung vorbereitet. Es ist deshalb besonders wichtig, daß den Pflegenden eine entsprechende Fachbildung angeboten wird.

18.1 Epidemiologie und Hygiene

18.1.1 Übertragung der HIV-Infektion

18.1.1.1 Sexualverkehr

Analverkehr ist in der Übertragung von HIV wirksamer als Vaginal-
verkehr. Oralverkehr kann, wenngleich viel seltener, auch zu einer
HIV-Übertragung führen. Kondome, von guter Qualität und richtig
angewendet schützen vor einer HIV-Infektion, wenn auch nicht hun-
dertprozentig.

18.1.1.2 Blut zu Blut

Eine Nadelstichverletzung mit einer HIV-kontaminierten Nadel führt
in etwa 0,5% zu einer HIV-Infektion, wenn die Nadel unmittelbar
zuvor benutzt wurde. Das gemeinsame Teilen des Injektionsbestecks
(„needle-sharing") bei Drogenbenutzern führt in einem höheren Pro-
zentsatz zu einer HIV-Infektion, je nach Menge von HIV kontaminiertem Blut in der Nadel oder Spritze. Eine HIV kontaminierte Transfusion führt in über 90% zu einer HIV-Infektion (die Wahrscheinlichkeit
eine HIV kontaminierte Transfusion zu erhalten ist in Österreich, der
Schweiz und Deutschland kleiner als 1:250 000).

18.1.1.3 Übertragung von der Mutter auf das Kind

Intrauterin bzw. perinatal werden etwa 15 bis 25% der Kinder von
HIV-positiven Müttern tatsächlich mit HIV infiziert. Alle Säuglinge
von HIV-positiven Müttern haben jedoch, bis zu 18 Monaten nach der
Geburt, mütterliche Antikörper in ihrem Blut, so daß der HIV-Test in
diesem Zeitraum „positiv" ausfällt, auch wenn keine Infektion vorliegt.

18.1.2 Keine Übertragung der HIV-Infektion

Persönliche Kontakte mit Abschieds- und Begrüßungsküssen, Hände
schütteln, oder das gemeinsame Benutzen von Toiletten führen zu

keiner HIV-Übertragung. Für medizinisches Personal, welches keinen Kontakt zu Blut und bluthältigen Körpersäften hat, besteht somit überhaupt kein Risiko einer HIV-Übertragung (gewarnt werden muß vor unsachgemäßer Entsorgung von kontaminiertem Material, das für Reinigungspersonal gefährlich werden kann).

18.1.3 Schutz vor Infektion mit HIV

18.1.3.1 Allgemeines – „Universelle Vorsicht"

Prinzipiell sollte *jedes* Blut (bzw. sämtliche Blutbestandteile wie Serum, Plasma u. a.) als möglicherweise infektiös angesehen werden, ebenso Samen, Vaginalsekret, Liquor, Peridural-; Perikard-, Pleura-, Gelenksflüssigkeit, Aszites, Fruchtwasser und alle Gewebe. Alles andere (Harn, Stuhl, Speichel, Nasensekret, Tränen, Erbrochenes) hat, außer wenn Blutbeimengungen enthalten sind, für die Übertragung von HIV keine praktische Bedeutung. Im zahnärztlichen Bereich sollte jedoch auch Speichel in Bezug auf HIV als infektiös angesehen werden, da dabei davon ausgegangen werden muß, daß eine Kontamination mit Blut die Regel ist. Selbstverständlich können Harn, Stuhl, Speichel usw. mit anderen Erregern kontaminiert und hoch infektiös sein, so daß auch für das Arbeiten mit diesen Materialien entsprechende Schutzmaßnahmen erforderlich sind.

Wichtig: Alle, die mit Blut bzw. möglicherweise infektiösen Körperflüssigkeiten arbeiten, sollten gegen Hepatitis B geimpft werden. Hepatitis wird auf den gleichen Wegen übertragen, nur wesentlich leichter (Eine Nadelstichverletzung mit einer Hepatitis B kontaminierten Nadel führt in 15–20% zu einer Infektion mit Hepatitis B).

18.1.3.2 Schutzmaßnahmen

– Bei Blutkontakt Handschuhe verwenden.
– Handschuhe nach Gebrauch verwerfen.
– **Nadel oder Skalpelle nie in die Hülle zurückstecken (häufigste Ursache für Verletzungen), sondern sofort, selbst und an Ort und Stelle und wenn möglich ohne die Nadel von der Spritze zu**

**trennen in einem stichfesten und verschließbaren Behälter ent-
sorgen.**

– Mund-, Nasenschutz und Brille verwenden, wenn mit dem Versprit-
zen von Blut gerechnet werden muß, unter besonderen Umständen
(Möglichkeit des Verspritzens größerer Mengen) auch flüssigkeitsdichte Schutzkleidung.

– Bei sichtbaren Verletzungen (keine Mikroverletzungen) oder größe-
ren Läsionen (Ekzeme oder ähnliches) an den Händen nur unter
speziellen Schutzmaßnahmen (Schutzverband, 2 Paar Handschuhe)
bzw. möglichst überhaupt nicht mit Blut arbeiten.

– Verspritztes oder verschüttetes Blut mit Einmalwischtuch entfernen
(Handschuhe), anschließend entsprechende Flächendesinfektion.

18.1.3.3 Verhalten bei Zwischenfällen

– Maßnahmen bei Kontakt der Haut mit Blut:
Sofort unter fließendem Wasser gründlich abspülen und anschließend mit Wasser und Seife waschen, mit Einmalhandtuch abtrock-
nen und viel Hautdesinfektionsmittel mindestens 30 Sekunden einwirken lassen (und danach nicht sofort mit Wasser abspülen).

– Maßnahmen bei Kontakt der Schleimhäute mit Blut:
Schleimhäute (Mund, Augen) sofort und ausgiebig mit Wasser abspülen, eventuell auch mit einem schleimhautverträglichen Desinfektionsmittel.

– Maßnahmen bei Verletzungen (Nadelstiche, Schnittwunden):
Wunde sofort und ausreichend lange (mehrere Minuten) auspressen
und mit Hautdesinfektionsmittel (eventuell auch Wasser) aus-
schwemmen und zwar ohne Rücksicht auf Schmerzen. In allen
Fällen sollte möglichst bald mit einem, mit der Problematik befaß-
ten, Arzt des Vertrauens Kontakt aufgenommen werden, um zu
besprechen, ob weitere Maßnahmen (Antikörpertests auf HIV, Hepatitis B und C, Hepatitis B-Impfung, AZT-Prophylaxe usw.) erforderlich sind. Um eventuelle Ansprüche an die Versicherung zu wah-
ren, muß jeder Zwischenfall sorgfältig dokumentiert werden und
auch Blut, zur Bestimmung von Antikörpern gegen die oben ange-
gebenen Erreger, abgenommen werden.

18.1.4 Unterbringung von Patienten mit AIDS

Viele Krankenhäuser, die eine größere Zahl an AIDS-Patienten versorgen, haben AIDS-Stationen eingerichtet. Die ausschlaggebenden Gründe für die Errichtung solcher Stationen waren die medizinische Komplexität von AIDS und die besonderen psychosozialen Bedürfnisse dieser Patienten. Diese Patienten zeigen bislang seltene Krankheiten von denen häufig mehrere gleichzeitig und mit Beteiligung mehrerer Organe auftreten. Die Therapien dieser Krankheiten sind in der Regel toxisch und erfordern auch deshalb Erfahrung. Der Umgang mit Minderheiten, sowie die Konfrontation mit tabuisierten und angstbesetzten Themen verlangen ebenfalls ein hohes Maß an Kompetenz.

Sind besondere Richtlinien für die Unterbringung von HIV-Infizierten im Krankenhaus zu beachten? Nach international und national anerkannten Empfehlungen ist eine räumliche Isolierung von HIV-infizierten Patienten oder Patienten mit AIDS in Krankenhäusern nicht erforderlich. Selbst eine eigene Toilette braucht diesen Patienten nicht zur Verfügung zu stehen. Eine Ausnahme von dieser Empfehlung ist dann gegeben, wenn der Patient stark verwirrt ist, unter sehr starken Durchfällen oder an Infektionen leidet, wie z. B. Tuberkulose, die auch sonst zur Isolation innerhalb eines Krankenhauses führen. Aufgabe der AIDS-Station ist es also nicht, HIV-Infizierte zu isolieren, sondern sie ist vielmehr eine spezialisierte Einheit für Diagnostik, Therapie und Pflege für Patienten mit HIV-abhängigen Erkrankungen. Auf keinen Fall ist es die Aufgabe einer AIDS-Station HIV-Infizierte wegen medizinischer Ereignisse zu versorgen, die nicht im Zusammenhang mit der HIV-Infektion stehen, z. B. Schwangerschaft, Intoxikationen, Unfälle, etc.

18.1.5 Sonstige hygienische Empfehlungen

18.1.5.1 Abfälle

Abfälle von HIV-positiven Patienten sind wie die Abfälle anderer Patienten hygienisch einwandfrei zu sammeln (stichfeste, verschließbare Behältnisse für spitze und scharfe Gegenstände; flüssigkeitsdichte, keimdichte Behältnisse für alle übrigen Abfälle, wie z. B. Wundverbände).

18.1.5.2 Instrumente/Geräte

Mit dem Patienten direkt in Berührung gekommene Teile wie Instrumente oder Schlauchsysteme sind nach Möglichkeit maschinell thermisch zu desinfizieren. Sofern manuelle Desinfektionsverfahren eingesetzt werden, ist vor der mechanischen Reinigung mit aldehydhaltigen Präparaten zu desinfizieren.

18.1.5.3 Betten/Matratzen

Für das Bettgestell ist – wie üblich – eine Wischdesinfektion mit aldehydhaltigen Präparaten ausreichend. Die Matratzen können – wie andere Matratzen auch – entweder thermisch oder – sofern mit einem abwischbaren Überzug versehen – auch manuell chemisch desinfiziert werden.

18.1.5.4 Wäsche

Verschmutzte Wäsche von HIV-infizierten Patienten, kann so entsorgt werden, wie es für sonstige mikrobiell kontaminierte Wäsche gilt: Sammlung in eigenen Säcken, maschinelle thermische oder chemothermische Desinfektion.

18.1.5.5 Geschirr

Ähnlich wie bei der Wäsche gelten die normalen Anforderungen an die Aufbereitung von Geschirr, d. h. die im Krankenhaus verwendeten automatisch ablaufenden Verfahren sind ausreichend.

18.2 Klinischer Verlauf der HIV-Infektion

18.2.1 Die akute HIV-Infektion – der HIV-Test

Zwei bis vier Wochen nach einer Infektion mit HIV kommt es fast immer zu einem grippeähnlichen Krankheitsbild, das am ehesten dem

Pfeifer'schen Drüsenfieber ähnelt. Deshalb wird die akute HIV-Infektion auch „HIV-Mononukleose" genannt. Erst zu diesem Zeitpunkt beginnt der Körper mit der Produktion von Antikörpern, der HIV-Test ist während der akuten HIV-Infektion also meist negativ. Nach einer Infektion mit HIV sind Antikörper nach 3 Monaten zu 75%, nach 6 Monaten zu 99%, nach 12 Monaten zu 100% mit dem HIV-Test nachweisbar. Zwei Schritte sind bei der Durchführung des HIV-Tests üblich. Der erste Test ist ein „Suchtest" zum Auffinden der HIV-Antikörper. Wenn dieser „ELISA"-Test (enzyme linked immunosorbent assay) ein positives Ergebnis liefert, das isoliert nicht mitgeteilt werden darf, so wird ein Bestätigungstest (Western-Blot-Test oder Immunfluoreszenz) durchgeführt. Bei positivem Ergebnis im Bestätigungstest, wird der HIV-Test mit neu abgenommenen Blut wiederholt, um eine Verwechslung auszuschließen.

Die meisten Ärzte sind heute der Ansicht, daß ein HIV-Test möglichst früh durchgeführt werden sollte. Die therapeutischen Möglichkeiten sind um so größer, je früher die Infektion erkannt wird. Diese Vorteile sollten jedoch nicht darüber hinwegtäuschen, daß ein positives Testurteil das Leben eines Patienten entscheidend verändert. Ein positives Testurteil stellt einen tiefen Einschnitt in das Leben der betroffenen Person dar und stellt deshalb große Anforderungen an deren psychische Verarbeitung. Wie auch immer eine solche Nachricht bewältigt werden kann, nichts im Leben des Patienten wird genau so sein wie vor dem Test. Stigmatisierung und Ausgrenzung von betroffenen Personen kommen vor. Deshalb ist bei Testergebnissen mit ganz besonderer Sorgfalt auf die Vertraulichkeit zu achten. Man muß sich bewußt sein, daß ein Bruch der medizinischen Schweigepflicht zu dramatischen Konsequenzen führen kann.

Es kann vorkommen, daß Patienten der Durchführung eines HIV-Testes nicht zustimmen. Dies wird dann der Fall sein, wenn die Angst vor einem positiven Testresultat besonders groß ist. Eine solche Entscheidung der Patientin/des Patienten ist in jedem Fall zu respektieren, kann aber als Gelegenheit benutzt werden, falsche Informationen zu korrigieren, sachlich über den HIV-Test zu informieren und Möglichkeiten einer HIV Prävention zu erläutern. Wenn ein solches Gespräch in einer angstfreien und entspannten Atmosphäre erfolgt, werden sich die meisten Patienten für den HIV-Test entscheiden.

18.2.2 Klassifikation der HIV-Infektion

Nachdem das HIV als Verursacher von AIDS identifiziert war, lernte man rasch den stadienhaften klinischen und immunologischen Verlauf der HIV-Infektion kennen. Aus diesem Wissen heraus wurden mehrere Klassifikationssysteme entwickelt. Von der Ansteckung mit HIV („akute HIV-Infektion") bis zur Diagnose von AIDS dauert es durchschnittlich 8 bis 11 Jahre. Homosexuelle Männer, Drogenkonsumenten, Hämophile, und Heterosexuelle haben im wesentlichen die gleiche Prognose. Nach 10 Jahren HIV-Infektion erkranken etwa 50% an AIDS, nach 12 Jahren sind es 60%. Je älter die HIV-Infizierten sind, um so wahrscheinlicher ist es, früher an AIDS zu erkranken. Die durchschnittliche Lebenszeit nach der Diagnose AIDS beträgt 2 Jahre.

1993 wurde von der amerikanischen Gesundheitsbehörde CDC (centers for disease control) eine neue Klassifikation erstellt, welche die HIV-Infektion in die Stadien A, B und C, und diese wiederum von 1 bis 3, je nach Zahl der CD4 Lymphozyten unterteilt (siehe Tabelle 2). Unter A werden alle zusammengefaßt die keine Symptome zeigen oder lediglich eine generalisierte Lymphknotenschwellung haben. B umfaßt jene, die Symptome milderen Ausmaßes im Rahmen der HIV-Infektion zeigen, z. B. Soor der Mundhöhle, Fieber und Durchfälle 1 Monat, Gürtelrose 1 Episode oder 1 Dermatom, orale haarige Leukoplakie, idiopathische thrombopenische Purpura und andere. Unter C werden alle diejenigen Erkrankungen aufgelistet, die AIDS bedeuten, z. B. *Pneumocystis carinii* Pneumonie, zerebrale Toxoplasmose, Soorösophagitis, Organerkrankungen durch das Zytomegalievirus (Retinitis, Kolitis, Cholangitis) disseminierte Infektionen mit atypischen Mykobakterien, Kaposi Sarkom, Non-Hodgkin Lymphome, Zervixkarzinom u. a.. Die Unterteilung von 1 bis 3 erfolgt je nach Zahl der CD4 Lymphozyten (normalwertig zwischen 500 und 1300/µl). Stadium 1 liegt vor wenn die Zahl der CD4 Lymphozyten über 500/µl liegt, 2 liegt vor wenn die CD4 Lymphozyten zwischen 200 und 499/µl liegen und 3 wenn die CD4 Zellzahl unter 200/µl liegt.

Tabelle 2. Klassifikation der HIV-Infektion

Klinische Stadien	CD4 Lymphozyten		
	(1) $>500/\mu l$	(2) $200–499/\mu l$	(3) $<200/\mu l$
A asymptomatisch Lymphadenopathie	A1	A2	A3
B „symptomatisch" (nicht AIDS)	B1	B2	B3
C AIDS-definierende Erkrankungen	C1	C2	C3

18.2.3 Opportunistische Infektionen

Opportunistische Infektionen sind Infektionen mit Erregern, die Immungesunden wenig bis nichts anhaben können. Diese Erreger kommen meist überall in der Umwelt des Menschen vor. Die vorwiegend betroffenen Organe sind Haut/Schleimhaut, Lunge, zentrales Nervensystem, Auge und Darm. Bevor auf einige einzelne Infektionen eingegangen wird, fünf wichtige Grundregeln.

1. Infektionen mit Pilzen, Parasiten und Viren von inneren Organen sind selten heilbar. Ziel ist es deshalb eine akute episodische Erkrankung zu kontrollieren und dann lebenslang zu unterdrücken.
2. Die Mehrheit der HIV-assoziierten Infektionen resultiert aus einer Reaktivierung von vorbestehenden Besiedelungen und stellen nur selten eine Bedrohung für andere Menschen dar. HIV-assoziierte Infektionen, die leicht übertragbar sind, stellen die Tuberkulose, Salmonellose und Infektionen mit dem Varizella zoster Virus dar.
3. Infektionen treten selten isoliert auf. Gleichzeitig, oder kurz hintereinander auftretende Infektionen mit verschiedenen Organismen sind häufig. Deshalb sind genaue Beobachtungen des Pflegepersonals besonders wichtig. Bestimmte klinische Zeichen oder ein

schlechtes Ansprechen auf Therapie könnten von einer zweiten Infektion stammen und nicht Folge eines Behandlungsfehlers sein.

4. Die beobachtete Häufigkeit von bestimmen Infektionen hängt von der Häufigkeit dieser Erreger in der Gesamtbevölkerung ab. Aus diesem Grund gibt es mehr Fälle von zerebraler Toxoplasmose in Zentraleuropa als in den Vereinigten Staaten von Amerika, anderseits sind viel mehr Fälle von Tuberkulose bei Patienten mit AIDS in Afrika zu finden.

5. Infektionen die bei Immunschwäche auftreten, sind gewöhnlich schwer, treten meistens in einer sogenannten disseminierten Form auf (sie verteilen sich über den ganzen Körper) und sind charakterisiert durch eine hohe Anzahl an Erregern.

18.2.4 Infektionen der Lunge

Die *Pneumocystis carinii* Pneumonie bleibt die vorherrschende Infektion bei Patienten mit AIDS und ist in etwa 40% immer noch die initiale Erkrankung von AIDS. Sie hat einen schleichenden Beginn, die ersten Symptome sind trockener Husten und Fieber, später tritt Atemnot auf, die sich zuerst bei Belastung zeigt. Diese Pneumonie kann jedoch mit fortschreitender Dauer einen fulminanten Verlauf nehmen, deshalb ist eine rechtzeitige Diagnose wichtig. Die Diagnose kann sich jedoch schwierig gestalten, weil die physikalische Krankenuntersuchung, und zu Beginn selbst das Thoraxröntgen, unauffällig sein können. Erst später treten im Thoraxröntgen typische Infiltrate auf, die jedoch nicht diagnostisch sind. Deshalb braucht man Spezialuntersuchungen, wie eine „Lungenspülung" (Bronchiallavage) oder ein induziertes Sputum, um den Erreger nachzuweisen. Behandelt wird diese Lungenentzündung mit Trimethoprim-Sulfamethoxazol hoch dosiert oder Pentamidin parenteral, diese Behandlungen führen in vielen Fällen zu Nebenwirkungen. Bei schweren Fällen wird zur Unterstützung Kortison eingesetzt. In erfahrenen Zentren sterben weniger als 5% an der ersten Pneumocystis carinii Pneumonie, ganz im Gegensatz zu Krankenhäusern wo weniger Erfahrung besteht wo nach wie vor 20 bis 30% an der ersten Pneumonie versterben. Dieser Lungenentzündung kann vorgebeugt werden, die bevorzugte Prophylaxe erfolgt mit einer Trimethoprim-Sulfamethoxazol forte® Tablette täglich (dies soll auch vor einer zerebralen Toxoplasmose schützen). Die Prophylaxe erfolgt, sobald die Zahl der CD4-Lymphozyten unter 200/µl abgefallen ist. Wenn der Patient/die Patientin keine Antikörper gegen Toxoplasma gondii hat ist eine Prophylaxe mit Pentamidin-Inhalationen als Alternative möglich.

Zunehmend häufiger werden auch bakterielle Pneumonien beobachtet, hervorgerufen durch Pneumokokken, Staphylokokken oder Hämophilus influenze, die jeweiligen Erreger sind wegen der gleichzeitig auftretenden Bakteriämie meist aus dem Blut kultivierbar. Die Behandlung erfolgt mit den üblichen Antibiotika bzw. nach Resistenzbestimmung. Wichtig ist, daß alle HIV-Infizierten eine Impfung gegen Pneumokokken erhalten (Pneumovax®).

In bestimmten Regionen und in bestimmten Bevölkerungskreisen, z. B. bei Drogenkonsumenten und sozial Benachteiligten, beobachtet man einen Anstieg der Tuberkuloseerkrankungen bei den HIV-Infizierten. Bei der HIV Infektion kommt die Tuberkulose meist in Form einer sogenannten extrapulmonalen Tuberkulose vor, häufig jedoch in Verbindung mit der Lungentuberkulose. Die Behandlung erfolgt mit den gängigen Tuberkulostatika und das Ansprechen auf diese Therapie ist gut.

18.2.5 Infektionen des Verdauungstraktes

Am häufigsten ist die Soorstomatitis (über 90% aller AIDS-Patienten) und die Soorösophagitis. Vor allem die Soorösophagitis kann die Nahrungsaufnahme durch Schluckbeschwerden („das Essen bleibt stekken") stark beeinträchtigen. Die Behandlung erfolgt systemisch mit Fluconazol oder Itraconazol, in besonders schweren Fällen mit parenteral verabreichtem Amphotericin B. Für Soorstomatitis ist meistens eine Lokaltherapie mit Nystatin Suspension, Amphotericin B Lutschtabletten oder Miconazol Gel ausreichend.

Eine Ösophagitis bei AIDS-Patienten kann neben Candida albicans (Soor) auch durch das Herpes simplex Virus oder Zytomegalievirus verursacht werden. Das Zytomegalievirus kann auch eine Gastritis verursachen und ist in vielen Fällen das ursächliche Agens einer Kolitis bei AIDS-Patienten. Die Diagnostik erfolgt mit Biopsie. Das Vorkommen von gastrointestinalen Symptomen variiert unter den verschiedenen Populationen stark. In den Industrieländern beobachtet man bei der Hälfte aller homosexuellen AIDS Patienten Durchfälle, bei Drogenkonsumentenn sind Durchfälle seltener zu beobachten. Kryptosporidien, Mikrosporidien, Zytomegalievirus, Salmonellen und atypische Mykobakterien sind die häufigsten Verursacher für Diarrhoen. Die Durchfälle können in Einzelfällen überaus massiv sein und zu Wasserverlust von über 10 l täglich führen.

18.2.6 Infektionen des zentralen Nervensystems

Am häufigsten ist die zerebrale Toxoplasmose, sie ist die Folge einer Reaktivierung einer latenten Infektion mit Toxoplasma gondii. Als Zeichen der latenten Infektion sind beim Patienten Antikörper gegen Toxoplasma gondii nachweisbar. Die Toxoplasmose präsentiert sich meist mit lokalen Herdzeichen (üblicherweise eine Lähmung einer Gliedmaße), Kopfschmerz, Anfällen, Fieber und Bewußtseinsstörungen. Die Diagnose erfolgt mit der Computertomographie (CT), wo ringspeichernde Raumforderungen (meist mehrere) zu sehen sind und durch das Ansprechen auf eine antitoxoplasmotische Therapie (Pyrimethamin und Sulfadiazin oder Pyrimethamin und Clindamycin) die Diagnose gestellt wird. Die Akuttherapie dauert bis zu 10 Wochen und man beobachtet häufig Nebenwirkungen (Übelkeit, Leukopenie, Hautausschläge). Im Anschluß daran ist eine lebenslange Unterdrückungstherapie notwendig.

Als zweithäufigste Infektion tritt die Kryptokokkenmeningitis auf, die bei AIDS-Patienten ein ganz uncharakteristisches Bild zeigen kann (Fehlen des Meningismus), auffallend meist nur Kopfschmerzen und Fieber.

18.2.7 Andere Infektionen

18.2.7.1 Komplikationen durch das Zytomegalievirus

Eine Retinitis mit dem Zytomegalievirus ist eine häufige Komplikation bei AIDS und wird in etwa 15 bis 25% der Patienten beobachtet. Es treten Sehstörungen auf, die unbehandelt innerhalb weniger Wochen zur Erblindung führen würden. Die Diagnose erfolgt klinisch durch Augenspiegelung, die eine Therapie mit Ganciclovir nach sich zieht. Diese Therapie führt zu einem Stop der Retinitis, in milderen Fällen auch zu einer Rückbildung. In Fällen von starken Nebenwirkungen (vor allem Leukopenie) steht mit Foscarnet eine Alternative zur Verfügung. Nach einer initialen 14 bis 21-tägigen Akuttherapie, muß eine lebenslange Unterdrückungstherapie in Form von 3 bis 6 mal wöchentlichen Infusionen durchgeführt werden. Diese lebenslange Infusionstherapie wird meist über implantierte Katheter (Port-A-Cath®) verabreicht.

18.2.7.2 Mykobakteriosen

Mykobakteriosen werden häufiger durch atypische als durch typische Mykobakterien (typische Mykobakterien = Erreger der Tuberkulose) verursacht. Die Symptomatik der Mykobakteriosen durch atypische Mykobakterien entwickelt sich über Wochen, wenn nicht Monaten, mit einem fortschreitenden Gewichtsverlust, intermittierendem Fieber, Schüttelfrost, Nachtschweiß und Durchfällen. Die Zahl der CD4 Lymphozyten ist bei dieser Komplikation meist sehr niedrig (unter 50/µl). Die Behandlung von Mykobakteriosen durch atypische Mykobakterien erfolgt in der Kombination von 3 bis 4 Medikamenten, welche den Patienten enorm belasten können, allein durch die große Zahl oral zu verabreichender Medikamente.

18.2.8 Neurologische Erkrankungen

Neurologische Störungen können nicht nur durch opportunistische Infektionen verursacht werden, sondern auch aus der primären Infektion des Nervensystems mit HIV resultieren. Denn nicht nur das Immunsystem ist ein Ziel von HIV, sondern auch das Nervensystem. HIV kann zur Erkrankung des Gehirns, des Rückenmarks, und auch der peripheren Nerven führen. Am häufigsten ist die chronische HIV-Encephalitis, auch „AIDS-Demenz-Komplex" genannt, welche zum allmählichen Verlust vor allem des Kurzzeitgedächtnisses, zu einer psychomotorischen Verlangsamung und schließlich zu einem Verlust koordinierter Bewegungen führen kann. AIDS-Patienten mit einer Demenz sind deshalb nur selten in der Lage sich ohne Gehhilfe fortbewegen zu können. In der Endphase dieser HIV-Encephalitis sind die Patienten unfähig zu gehen.

18.2.9 Dermatologische Erkrankungen

Häufig ist eine mehr oder minder plötzlich entstandene Trockenheit der Haut, diese kann sehr schwerwiegend sein, so daß die Betroffenen deswegen ärztliche oder pflegerische Hilfe brauchen. Ölbäder sowie Salben auf Vaselinebasis sind für dieses Krankheitsbild sehr hilfreich.

Etwa 80% aller HIV-Infizierten weisen eine seborrhoische Dermatitis auf, üblicherwiese zentrofazial mit Erythem und gelblich glänzender Schuppung. Die Behandlung dieser Dermatitis erfolgt am besten mit einer Kombination aus lokal appliziertem Hydrokortison und Miconazol.

Sehr häufig sind Infektionen mit dem Herpesvirus, sowohl Herpes simplex, als auch Herpes zoster. Herpes simplex kann bei der HIV-Infektion zu großen Ulzera führen, vor allem perianal, die sehr starke Schmerzen verursachen. Aus diesem Grund ist für das Pflegepersonal eine ständige Beobachtung der genitoanalen Region sehr wichtig. Die Abheilung großer Ulzera kann, selbst unter optimaler Therapie (Acyclovir und Lokaltherapie) mehrere Wochen dauern. Je nach Zahl der CD4 Lymphozyten ist nach Behandlung eines akuten Schubes eine lebenslange Dauertherapie mit Acyclovir erforderlich.

Ausschläge („Arzneimittelexantheme") werden gehäuft bei AIDS-Patienten beobachtet. In seltenen Fällen können sie zum Verbrühungssyndrom („toxisch epidermale Nekrolyse" oder „Lyell-Syndrom") führen.

18.2.10 Bösartige Tumoren

18.2.10.1 Kaposi-Sarkom

Das Kaposi Sarkom ist der häufigste mit HIV assoziierte Tumor, obwohl Drogenkonsumenten, Hämophile oder heterosexuell Infizierte selten diesen Tumor aufweisen (bei weniger als 5%). Im Gegensatz dazu zeigen homosexuelle AIDS-Patienten sehr häufig (etwa 40%) im Verlauf ihrer Erkrankung ein Kaposi-Sarkom. Diese Unterschiede im Vorkommen des Kaposi-Sarkoms sind derzeit nicht befriedigend zu erklären, man vermutet einen bisher nicht identifizierten Erreger. Das Kaposi-Sarkom tritt häufig an der Haut auf, kann jedoch auch innere Organe, vor allem Lunge und Verdauungstrakt befallen. Die Therapie richtet sich je nach Ausdehnung des Befalls (vor allem ob innere Organe betroffen sind) und dem Ausmaß der gleichzeitig bestehenden Immunschwäche. Leichtere Fälle vom Kaposi-Sarkom können durch chirurgische Excision, Bestrahlungstherapie, oder mit flüssigem Stickstoff behandelt werden. Eine Therapie mit Interferon alpha bei Patienten mit CD4 Lymphozyten über 200/µl ist recht erfolgreich. Wenn die Zahl der CD4 Lmymphozyten jedoch unter 100/µl liegt, ist diese Theapie weniger erfolgreich und mit mehr Nebenwirkungen behaftet. In schweren Fällen wird eine Chemotherapie verabreicht.

18.2.10.2 Lymphome

Bestimmte Non-Hodgkin Lymphome treten gehäuft bei HIV auf, etwa 1/3 der Fälle davon primär im zentralen Nervensystem. Gleichzeitig auftretende opportunistische Infektionen gehören zu den prognostisch limitierenden Faktoren (Überlebensprognose von wenigen Monaten).

18.2.10.3 Zervixkarzinom

Seit 1993 gehört auch das Zervixkarzinom zur Definition von AIDS. Grund für das vermehrte Auftreten von Zervixkarzinomen bei HIV-Infizierten dürften das kombinierte Vorkommen einer Infektion mit humanen Papillomviren *(Condylomata acuminata)* und einem gestörten Immunsystem sein.

18.3 AIDS in der Krankenpflege

18.3.1 Allgemeines

Ziel der pflegerischen Behandlung ist es, dem Patienten größtmögliche physische Erleichterung und psychologische Hilfestellung zu geben, um ihm dadurch die Möglichkeit zu verschaffen, die ihm noch verbleibende Zeit bereichernd leben zu können. Eine bedarfsgerechte Pflege muß die Kontinuität der Pflege absichern, deshalb ist die Art und Weise wie die laufende schriftliche Dokumentation des Pflegepersonals geführt wird, besonders wichtig. Wenn die Pflege auf die individuellen Bedürfnisse der AIDS-Patienten abgestimmt wird und alle im Pflegeteam für Kontinuität sorgen, bedeutet dies für die Patienten – trotz der krankheitsbedingten Einschränkungen – eine wesentliche Verbesserung ihrer Lebensqualität.

18.3.1.1 Psychosoziale Lage HIV-Infizierter

Homosexuelle Männer und Drogenkonsumenten (kann Jahre zurückliegen) sind zur Zeit von der HIV-Infektion am stärksten betroffen. Auch wenn die Zahl der infizierten heterosexuellen Männer und Frauen in naher Zukunft steigen wird, so steht die pflegerische Betreuung der erstgenannten Personengruppen – neben Hämophilen – weiterhin im Vordergrund. Das Wissen, sich angesteckt zu haben, ruft in vielen Homosexuellen Schuldgefühle hervor, die sie gehofft hatten, auf immer begraben zu dürfen. Hat ein Homosexueller sich bis dahin versöhnt mit einer sexuellen Orientierung, die gesellschaftlich zwar geduldet, jedoch in Witzen geächtet, totgeschwiegen und in bestimmten Bereichen durch das Gesetz immer noch sanktioniert wird, so gerät ein Infizierter unter dem plumpen moralischen Deutungsmechanismus, seine Krankheit sei eine Strafe für sein sündhaftes Verhalten, erneut in tiefe Selbstzweifel.

Wer als Drogenkonsument sich mit HIV infiziert hat, verfällt erst recht dem gesellschaftlichen Urteil, sein Schicksal verdient zu haben. Äußerlich erscheinen Drogenkonsumenten häufig gefaßt, in Wahrheit aber ist die soziale Lage der Drogenkonsumenten besonders verzweifelt, und ihre äußeren und inneren Kraftquellen fließen spärlicher als die anderer Betroffener. Selbstzerstörerische Impulse die häufig schon bei der Entstehung ihrer Drogensucht wirksam waren, können sich verstärken.

Bluter, die über virusbefallene Gerinnungsstoffe angesteckt wurden, haben keinen Anlaß sich irgend etwas vorzuwerfen. Es steht ihnen vielmehr zu, ihr Unglück dem medizinischen System anzulasten. Obwohl Hämophile in der Regel sozial in ihrem Freundes- und Familiensystem integriert sind, halten sie trotzdem die Belastung infiziert zu sein nicht aus, und weichen in Verdrängung und Verleugnung aus.

In Schuldgefühlen verstrikt und mit Krankheit bestraft, fühlen sich auch häufig Männer und Frauen die ihren Infekt darauf zurückführen, daß sie ihre Sexualität in häufigen Partnerschaften ausgelebt haben.

Die Furcht, von Mitbürgern geächtet oder gemieden zu werden, vom Arbeitsplatz verdrängt oder aus der Wohnung gekündigt zu werden, zwingt HIV-Infizierte zu einem Doppelleben, das noch zwingender ist als jenes, das Homosexuelle zu führen sich angewöhnt hatten. Viele der Infizierten nehmen deshalb soziale und medizinische Einrichtungen nicht oder häufig sehr spät in Anspruch. Häufig dürfen auch die Eltern und Geschwister nicht erfahren, wie es um sie steht. In diesen Fällen kommt dem Krankenpflegepersonal eine Vermittlerrolle zwischen dem sozialen Umfeld und der/dem Patientin/Patienten zu. Wünsche, Bedenken und Pläne von beiden Seiten werden oftmalig erst durch das Krankenpflegepersonal „gefiltert", bevor sie zur Diskussion kommen. Das Krankenpflegepersonal kann in dieser Schlüsselposition entscheidend dazu beitragen, Mißverständnisse zu verhindern und zwischenmenschliche Probleme zu lösen. Durch diese positive Einflußnahme auf soziale Kontakte trägt das Pflegepersonal wesentlich zur Verbesserung der Lebensqualität von Menschen mit AIDS bei.

18.3.1.2 Verlust an Autonomie

Wird ein Patient in ein Krankenhaus aufgenommen, so muß er zu Beginn erst einmal den Stationsalltag mit all seinen einschränkenden Bedingungen akzeptieren lernen. Aggressionen, die oftmals auch als

Abwehr gegen die eigene Erkrankung gedeutet werden können, machen sich breit oder die Patienten zeigen ein überangepaßtes Erscheinungsbild. Beides stellt für das Pflegepersonal eine erhebliche Belastung dar. Solange die Patienten noch laufen und sich selbst versorgen können, wird die Eigenständigkeit und Individualität des einzelnen nicht so stark bedroht. Sind die Patienten allerdings durch das Fortschreiten der HIV-Infektion stark geschwächt, so werden sie plötzlich in einem Lebensalter, in dem dies völlig unerwartet ist, abhängig vom Pflegepersonal. Jüngere Patienten befinden sich lebensgeschichtlich in dem Prozeß von lustvoll erlebter Autonomie und/oder Karriere und müssen nun – viel zu früh – erkennen, wie sie abhängig werden. Dies löst natürlich immense Konflikte aus, besonders wenn die Patienten in ihrem bisherigen Leben sehr aktiv und autonom waren. Brauchen sie Hilfe so müssen sie „klingeln", was häufig als erniedrigend erlebt wird, gerade wenn es sich um Intimitäten wie Ausscheidungen usw. handelt. Reaktionen des Pflegepersonals oder von Ärzten auf Wünsche von Patienten können dann höchst sensibel aufgenommen werden. Auch das Einhalten von Verordnungen wird dann sehr genau beobachtet und es wird als Kränkung erlebt, wenn die Verabreichung eines bestimmten Medikamentes zu der gewohnten Zeit einmal vergessen wird.

AIDS gehört zu den Erkrankungen, die unspezifische (allgemein leistungsmindernde) und spezifische (hirnorganisch beeinträchtigende) Auswirkungen auf die psychische und intellektuelle Leistungsfähigkeit – insbesonder in der Endphase – besitzen. Anfallsmedikamente, die Prophylaxe der *Pneumocystis carinii* Pneumonie, die Behandlung der Tuberkulose u. a. müssen in solchen Situationen unter Aufsicht verabreicht werden. Der Patient/die Patientin fühlt sich dann manchmal bevormundet behandelt, insbesonders, wenn er/sie nicht soweit beeinträchtigt ist, daß die kontrollierte Abgabe von Medikamenten zwingend wird. Für das Pflegepersonal ist es belastend mitentscheiden zu müssen ab wann die kontrollierte Abgabe von Medikamenten notwendig wird, eine Entscheidung die meist sehr schwierig ist.

18.3.1.3 Sterben und Tod

Der Patient kann durch das Wissen um seinen bevorstehenden Tod so erschüttert sein, daß seine Gefühle verwirrt sind und/oder er deshalb Hilfe braucht, um seine Bedürfnisse vorzubringen. Die stille Teilnahme des Krankenpflegepersonals für den Patienten kann deshalb genau so wichtig sein wie ein Gespräch. Da AIDS auch das Nervensystem erkranken lassen kann, ist es möglich, daß Patienten Bewußtseinsveränderungen erleben müssen, zu denen auch Verwirrtheitszustände, schwere Vergeßlichkeit im Hinblick auf gerade Erlebtes oder auch eine allgemeine tiefe Beeinträchtigung der Sprachfähigkeit oder der Denkkraft treten können. Das Pflegepersonal kann bei Sterbenden mit AIDS eine kaum zu durchbrechende Haltung des sozialen Rückzugs erleben, eine abweisende In-sich-Gekehrtheit, die auch bei anderen Sterbenden beobachtet wird, wenn auch nicht so häufig.

Für die Angehörigen eines an AIDS verstorbenen bringt der Tod Trauer und Scham: Der Sohn, Bruder, Neffe ist sozusagen „keines natürlichen Todes" gestorben. Sie müßen die mit dem Sterben und der AIDS-Erkrankung verbundenen eigenen Zweifel, vielleicht sogar Aggressionen, erst einmal selbst bewältigen. Umso mehr bringen die Fragen von Freunden und Bekannten nach der ursächlichen Krankheit das Pflegepersonal in Verlegenheit.

18.3.2 Spezifische Pflegeprobleme

18.3.2.1 Nervosität, Ärger, Depression und/oder Furcht

Der Patientin/dem Patienten soll das Gefühl gegeben werden, daß er als Individium akzeptiert wird und die Gelegenheit geboten bekommt, ihre/seine Gefühle auszudrücken. Freunde, Familie, psychologische und seelsorgerische Hilfe sollten je nach Bedarf beigezogen werden. Eine ehrliche, kontinuierliche Kommunikation zwischen den Patienten und Mitgliedern des Pflegeteams sollte aufrecht erhalten werden.

18.3.2.2 Verletzungen durch Stürze

Risiko für Sturzverletzungen sind Schwäche, die Einnahme von Beruhigungs- oder Schlafmitteln, Verwirrungszustände und schwere Durchfälle. Geschwächte Patienten sollten zur Benützung der Rufglocke ermuntert und in ihren Aktivitäten unterstützt werden. Alle ihnen wichtigen Sachen sollten in Reichweite sein. Wichtig ist, die Wirkung von Beruhigungs- und Schlafmittel genau zu beobachten. AIDS-Patienten reagieren nach Einnahme dieser Medikation vermehrt mit Gangunsicherheit und können somit leichter stürzen. Bei verwirrten Patienten ist immer auf eine zusätzliche Sicherung zu achten, darüber hinaus gehören die Patienten häufig orientiert und ständig daran erinnert, daß sie um Unterstützung fragen sollen. Bei Patienten mit Durchfällen ist es wesentlich einen Leibstuhl für die Nacht bereitzuhalten oder die Bettschüssel in Reichweite zu plazieren.

18.3.2.3 Anorexie, Übelkeit/Erbrechen, Durchfall

Das Körpergewicht der Patienten gehört täglich aufgezeichnet und nach Bedarf sollte die Kalorienzufuhr beobachtet und berechnet werden. Auf Anzeichen von Austrocknung ist zu achten. Je nach Verträglichkeit sollte der Patient zur zusätzlichen Einnahme von nahrhaften Speisen ermuntert werden. Familienangehörigen und Freunden sollte vorgeschlagen werden, attraktives und nahrhaftes Essen für den Patienten mitzubringen. Die Dienste der Diätassistenz sollten soweit als möglich in Anspruch genommen werden. Eine Wunschkost sollte jedem AIDS-Patienten angeboten werden.

Der Patient ist soweit als möglich in seinen täglichen Aktivitäten unterstützen, da dies appetitanregend und übelkeitsreduzierend ist. Bei Erbrechen ist darauf zu achten, in welchem zeitlichen Zusammenhang das Erbrechen mit der Medikamentengabe passiert ist, um gegebenenfalls Medikamente nachgeben zu können und beurteilen zu können, ob Medikamente die Ursache für Erbrechen sind.

18.3.2.4 Atemschwierigkeiten

Den Atmungszustand alle 8 Stunden begutachten, wenn nötig öfters.
Auf Blutdruck, Puls, Atemfrequenz, Lungengeräusche und Sauerstoff-
sättigung (mit dem Pulsoxymeter) achten.

18.3.2.5 Müdigkeit und Mattigkeit

Das Pflegepersonal sollte für eine ruhige Umgebung sorgen und das
Bedürfnis nach Schlafmittel begutachten. Der Patient sollte angeregt
werden, öfters kurze Schlafpausen einzulegen, und das Personal sollte
es vermeiden den Patienten unnötig aufzuwecken. Auf die Reaktion
des Patienten auf Besucher und Telefonanrufe sollte geachtet werden.
Gegebenenfalls sollten Einschränkungen diesbezüglich vorgeschlagen
werden.

18.3.2.6 Hautveränderungen

Die Hautoberflächen sollten mindestens einmal pro Tag überprüft werden, alle wunden Stellen und deren tägliche Veränderungen dokumentiert und dem ärztlichen Personal mitgeteilt werden. Haut und
Schleimhäute sollten auch auf mögliche Ausschläge infolge Verabreichung bestimmter Medikamente (Sulfadiazin, Trimethoprim/Sulfame-
thoxazol, Clindamycin u. a.) beobachtet werden.

18.3.2.7 Schmerzen

Art und Intensität der Schmerzen beobachten; Schmerzmittel wie ver-
ordnet verabreichen und deren Wirkungen und Nebenwirkungen beobachten. Die Vorteile routinemäßiger Versorgung gegenüber der bei
Bedarf verordneten Verabreichung von Schmerzmitteln überdenken.

18.3.2.8 Fieber

Bei Auftreten von Fieber häufiger als routinemäßig Temperatur beobachten, darauf achten wie Blutdruck und Herzfrequenz sich verhält;

beobachten ob der Patient psychisch oder bewußtseinsmäßig auffällig wird (häufiger Hinweis für Sepsis). Die Notwendigkeit von Kühlungsmethoden z. B.. Kühldecken, Abreibungen mit Alkohol, Eisbeutel prüfen und wenn nötig durchführen. Der Patient soll zur Flüssigkeitsaufnahme ermuntert werden. Die fiebersenkenden Maßnahmen sollten koninuierlich erfolgen, damit der Patient nicht das ständige auf und ab des Fiebers durchmachen muß.

18.3.2.9 *Dekubitusprophylaxe*

So wie bei anderen Schwerkranken ist auch bei AIDS Kranken die beste Prophylaxe die Mobilisation. Deshalb soll der Patient/die Patientin soweit als möglich zur Mobilität innerhalb seiner/ihrer Fähigkeiten ermutigt werden. Die Hautpflege zur Dekubitusprophylaxe erfolgt meist mit fetten Salben (im Gegensatz zu vielen anderen Patienten wo weniger fett behandelt werden sollte), da AIDS Patienten an einer zu trockenen Haut leiden und die Haut einreißen kann. Bei Drogenkonsumenten ist auf Blasenbildung an Druckstellen (meist Ferse und Ellbogen) infolge Einnahme von sedierenden Drogen zu achten.

18.3.3 Mikrobiologisches Monitoring

Für Patienten mit HIV und AIDS spielt die mikrobiologische Überwachung eine zentrale Rolle.

18.3.3.1 *Blutkulturen*

Bei Fieber und Verdacht auf Sepsis (zentral nervöse Symptome, Hypotonie, Tachykardie mit oder ohne Fieber) sind Blutkulturen zur Züchtung von Bakterien notwendig, Neben den üblichen Verursachern solcher Zustände (z. B. *Staphylococcus aureus,* Streptokokken, *E. coli, Pseudomonas* u. a.) treten bei der fortgeschrittenen HIV-Infektion (CD4 unter 50/µl) sepsisähnliche Zustände durch Salmonellen und atypische Mykobakterien auf. Der Nachweis von atypischen Mykobakterien aus dem Blut erfordert eine spezielle Versorgung der Blutkulturen, entweder in Isolatorröhrchen (ein Medium wo Zellen lysiert werden bevor das Material auf Kulturmedien aufgebracht wird) oder in spezielle flüssige Nährmedien (Bactec®).

Weiters sollten Blutkulturen vor jedem Beginn und Wechsel einer Antibiotikatherapie abgenommen werden.

18.3.3.2 Sputum

Die Sputumgewinnung dient vor allem dem Nachweis von Mykobakterien (Tuberkulose und atypische Mykobakterien). Am besten geeignet ist das „Morgensputum", das vor dem Frühstück und vor dem Zähneputzen gewonnen wird. Falls der Nachweis von Pneumocystis carinii mittels Sputum versucht wird, erfordert dies Inhalationen mit hypertoner Kochsalzlösung (3–5%ig), um Sputum überhaupt induzieren zu können, weil diese Patienten einen trockenen, also unproduktiven Husten haben. Meist erfolgt der Nachweis von Pneumocystis mit der Bronchiallavage.

Wenn Sputum zum Nachweis von bakteriellen Pneumonien gewonnen wird, sollte es rasch zur Weiterverarbeitung transportiert werden, damit die Rachenflorakeime die pathogenen Keime nicht überwuchern können (bei V. a. bakterielle Pneumonie immer auch Blutkulturen abnehmen).

18.3.3.3 Stuhlkulturen

Routine ist eine Untersuchung auf Salmonellen, Shigellen, Campylobacter und Clostridien (falls zuvor Antibiotika verabreicht wurden). Bei schweren und längerdauernden Durchfällen (mehr als 1 Monat) wird die Untersuchung auf Kryptosporidien, Mikrosporidien, atypische Mykobakterien, Parasiten und Würmer ausgedehnt.

18.3.3.4 Kulturen von Kathetermaterial

HIV-Infizierte haben, vor allem in fortgeschrittenen Stadien, d. h. mit CD4 Lymphozyten unter 200/µl, verglichen mit Patienten anderer Erkrankungen, häufiger infektiöse Komplikationen von liegenden Kathetern. Aus diesem Grund sollte die Verweildauer von Kathetern streng überwacht werden. Ein peripherer Venenkatheter (z. B. Venflon®) sollte nach maximal 48 Stunden gewechselt werden. Die Infusionseinstichstelle sollte alle 8 Stunden kontrolliert und auf Infiltration und Inflammation überprüft werden. Harn- und Subclaviakatheter sollten ebenfalls stetig auf Entzündungszeichen überprüft und rechtzeitig gewechselt werden. Bei der Versorgung von implantierten Kathedern, wie z. B. Port-A-Cath® sollten strengste sterile Vorschriften gelten.

18.3.3.5 Nosokomiale Infektionen („Hospitalismus")

Zu achten ist auf strenge Händedesinfektion, wodurch vor allem Infektionen mit *Staphylococcus aureus* und *Clostridium difficile* (Verursacher von Durchfällen nach Antibiotikagabe), aber natürlich auch anderen Keimen, dramatisch reduziert werden können. Bei gehäuftem Vorkommen von Komplikationen mit *Staphylococcus aureus* und *Clostridium difficile* sollte das betreuende Personal untersucht werden (Abstriche aus der Nase wegen chronischen Trägern von *Staphylococcus aureus* und Stuhluntersuchungen auf *Clostridium difficile*).

18.3.4 Psychosoziale Auswirkungen von AIDS auf das Pflegepersonal

18.3.4.1 Angst vor Infektion

Durch die Möglichkeit sich mit HIV zu infizieren (ein minimales Risiko), können Patienten mit AIDS vom Pflegepersonal manchmal als Bedrohung ihrer Gesundheit bzw. Lebens wahrgenommen werden. Diese – oftmals unbewußte – Einstellung kann den Umgang mit den Patienten massiv erschweren. Aus diesem Grund ist die Vermittlung praktischer Fähigkeiten zur Infektionsprophylaxe besonders wichtig.

18.3.4.2 Umgang mit Minderheiten

Für das Pflegepersonal ist die Versorgung von Patienten, die mehrheitlich gesellschaftlichen Randgruppen angehören, konfliktreich. Tendenzen zur Abgrenzung oder auch die Auseinandersetzung mit eigenen, eventuell unbewußten homosexuellen Neigungen können die Pflegesituation massiv erschweren. Weibliche Pflegepersonen können sich von homosexuellen Männern allein aufgrund ihres Geschlechts abgelehnt fühlen (narzistische Kränkung).

18.3.4.3 Identifikation

Das relative junge Alter der AIDS Kranken bringt es mit sich, daß die im Verlauf der Krankheit auftretenden Reaktionen wie Wut, Depression und Resignation dynamischer, drängender, unübersehbarer in Erscheinung treten. AIDS Kranke vermögen also etwas zu bewegen, auch in denen , die sie betreuen. Damit rühren AIDS Kranke leicht an eigene, unerledigte Probleme („unerledigte Geschäfte" nennt das Elisabeth Kübler-Ross). Beziehungskonflikte, Leistungsansprüche, Fragen nach dem Sinn des Lebens, versagte Lebensziele dieser Patientengruppe sind denen der Betreuer weit näher als entsprechende Probleme älterer Menschen. Sie entlocken den Betreuern dementsprechend mehr Anteilnahme.

18.3.4.4 Ausblick

Durch die langzeitliche Betreuung sterbender junger Menschen entsteht eine hohe psychische Belastung für die Pflegenden, die nicht durch „berufliche Distanz" zum Tod oder banale Redensarten darüber vermindert wird. Regelmäßig stattfindende Gruppengespräche zur gegenseitigen Unterstützung, sowie Möglichkeiten zur Einzelaussprache mit einem Psychologen, Seelsorger, einer Person eigener Wahl können nachhaltig die physische und psychische Kraft der Pflegenden stärken.

Literaturverzeichnis

Fritsch, Peter, Dermatologie, 3., überarb. und korr. Aufl. Springer, Berlin – Heidelberg – New York – Tokyo, 1990.

Steigleder, Klaus, Therapie der Hautkrankheiten, 3., überarb. Aufl. Georg Thieme, Stuttgart, 1986.

Brehm, Georg, Haut- und Geschlechtskrankheiten, Lehrbuch für Krankenpflegeberufe, 5. Aufl. Georg Thieme, Stuttgart, 1987.

Schröter, Renate, Hofman, Heidelore, Haut- und Geschlechtskrankheiten, 2. Aufl. Kohlhammer, Stuttgart, 1972.

Haid-Fischer, Freya, Haid, Helmut, Venenerkrankungen. Georg Thieme, Stuttgart, 1985.

Op-Site Wundverband. Technische Zusammenfassung. Smith & Nephew Limited.

Straub, Günther, Druckstellen-Drucknekrosen-Dekubitalerkrankung. Die Schwester/Der Pfleger 23 (7), 1984.

Jeorga, Ingrid, Reisinger, Emil, Vogel, Michael, Leitfaden zur Pflege von Aids-Patienten. Hippokrates, Stuttgart, 1988.

Dancygier, Henryk, Aids – klinischer Leitfaden, 2. Aufl. Georg Thieme, Stuttgart, 1993.

Zenk, Helmut, Manok, Gabriele (Hrsg.), AIDS – Handbuch für die psychosoziale Praxis, Hans Huber, Bern.

Pressure Sores. Pathogenesis, Prevention and Treatment. Smith & Nephew Limited.

Sachverzeichnis

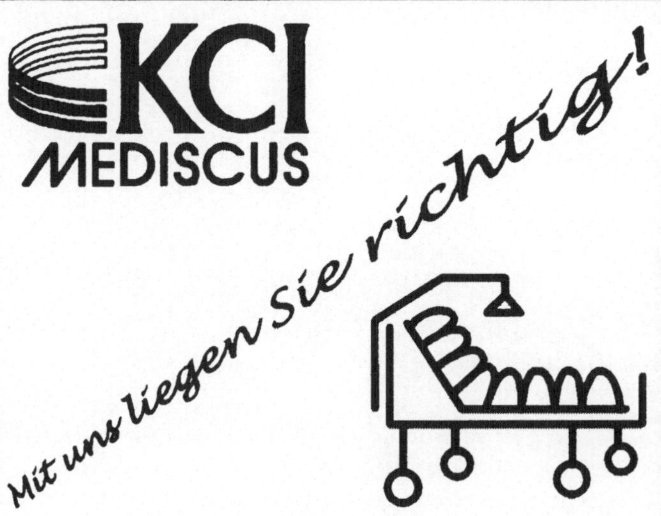

Mit Mölnlycke immer gut verbunden

Das Wundversorgungssystem von Mölnlycke:

MESORB	●	die absorbierende Saugkompresse
MEFIX	●	das hautfreundliche Fixiervlies
MEPORE	●	der saugstarke Wundschnellverband
MESALT	●	die trockene Kochsalz-Kompresse zur Wundreinigung aller sezernierenden Wunden
MEPITEL	●	die Silikon-Netzauflage mit den besonderen Eigenschaften
NEW MESOFT	●	hochsaugfähige Vliesstoffkompresse

Mölnlycke

Mölnlycke Gesellschaft m.b.H.
A-1210 Wien, Scheydgasse 32
Tel. 0222-278 85 38

Bitte hier abschneiden und an nebenstehende Adresse einsenden.
Absender nicht vergessen.
Bitte senden Sie mir Informationsmaterial über o.a. Produkte
☐ Prospekte
☐ Produkte